爱心帖
专家提示

* 定期妇科检查

* 注意个人卫生和经期卫生

* 注意劳逸结合，舒缓压力

* 每周坚持至少4小时有氧运动，增强体质

* 多吃芹菜、菠菜、西兰花、番茄、黄瓜、

冬瓜、海带、水果、豆腐等

* 少吃羊肉、虾、蟹、黑鱼等

* 不吃蜂王浆、羊胎素、哈士蟆等雌激素成

分含量较高的食品

《专家诊治子宫疾病》

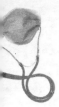

挂号费丛书 升级版

| 姓名 | | 性别 | | 年龄 | | 就诊卡号 | |

专家诊治
子宫疾病

| 科别 | 妇 科 | 日期 | | 费别 | |

主编 徐先明 陈亚萍

编者 (以姓氏拼音为序)

戴 岭　董金华　梁 艳

李菲菲　林 彬　孙珊珊

王红坤　徐金燕　张 炜

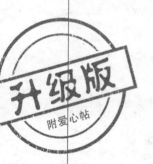

升级版

附爱心帖

| 药价 | |

上海科学技术文献出版社

图书在版编目（CIP）数据

专家诊治子宫疾病 / 徐先明，陈亚萍主编 . —上海：
上海科学技术文献出版社，2012.4
ISBN 978-7-5439-5129-7

Ⅰ . ①专… Ⅱ . ①徐…②陈… Ⅲ . ①子宫疾病—诊
疗 Ⅳ . ① R711.74

中国版本图书馆 CIP 数据核字（2011）256306 号

责任编辑：何　蓉
美术编辑：徐　利

专家诊治子宫疾病
主编　徐先明　陈亚萍
＊
上海科学技术文献出版社出版发行
（上海市长乐路 746 号　邮政编码 200040）
全国新华书店经销
昆山市亭林彩印厂有限公司印刷
＊
开本 850×1168　1/32　印张 6.25　字数 140 000
2012 年 4 月第 1 版　2013 年 6 月第 2 次印刷
ISBN 978－7－5439－5129－7
定价：15.00 元
http://www.sstlp.com

随着人们物质文化生活水平的提高，一旦生了病，就不再满足于"看病拿药"了。病人希望了解自己的病是怎么得的？怎么诊断？怎么治疗？怎么预防？当然这也和疾病谱的变化有关。过去，患了大叶性肺炎，打几针青霉素，病就好了。患了夜盲症，吃些鱼肝油丸，也就没事了。至于怎么诊断、治疗，怎么预防，人们并不十分关心。因为病好了，没事了，事过境迁，还管它干嘛呢？可是现代的病不同了，许多的病需要长期治疗，有的甚至需要终生治疗。许多病不只需要打针服药，还需饮食治疗、心理调适。这样，人们自然就需要了解这些疾病的相关知识了。

到哪里去了解？当然应该问医生。可是医生太忙，有时一个上午要看四五十位病人，每看一位病人也就那么五六分钟，哪有时间去和病人充分交谈。病人有困惑而不解，自然对医疗服务不满意，甚至对医嘱的顺从性就差，事实上便影响了疗效。

病人及其家属有了解疾病如何防治的需求，而门诊的医生爱莫能助。这个矛盾如何解决？于是提倡普及医学科学知识，报刊、杂志、广播、电视都常有些介绍，对一般群众增加些防病、治病的知识，当然甚好，但对于患了某病的病人或病人的家属而言，就显得不够了，因为他们有很多很多的问题要问。把与某一疾病相关的知识汇集成册，是一个好主意，病人或家属一册在手，犹如请来了一位家庭医生，随时可以请教。

上海科学技术文献出版社有鉴于此，新出一套"挂号费丛书"。每册之售价约为市级医院普通门诊之挂号费，故以名之。"挂号费丛书"尽选常见病、多发病，聘请相关专家编写该病的来龙去脉、诊断、治疗、护理、预防……凡病人或家属可能之疑问，悉数详尽解述。每册10余万字，包括数百条目，或以问诊方式，一问一答，十分明确；或分章节段落，一事一叙一目了然。而且作者皆是各科专家，病人或家属所需了解之事他们自然十分清楚，所以选题撰稿，必定切合需要。而出版社方面则亦在字体、版式上努力，使之更能适应各阶层、各年龄之读者需要。

所谓珠联璧合，从内容到形式，"挂号费丛书"确有独到之处。我相信病人或家属读了必能释疑解惑，健康的人读了也必有助于防病强身。故在丛书即将出版之时，缀数语于卷首，或谓之序，其实即是叙述我对此丛书之认识，供读者参考而已。不过相信诸位读后，必谓我之所言不谬。

复旦大学附属中山医院内科学教授

上海市科普作家协会理事长

杨秉辉

挂号费丛书·升级版总序

患了子宫疾病可能会有的一些表现

宫颈疾病

专家诊治 子宫疾病

ZHUANJIA ZHENZHI ZIGONG JIBING

目录

子宫疾病

专家诊治 子宫疾病

ZHUANJIA ZHENZHI ZIGONG JIBING

目录

专家诊治　子宫疾病

ZHUANJIA ZHENZHI ZIGONG JIBING

目录

专家诊治 子宫疾病

ZHUANJIA ZHENZHI ZIGONG JIBING

目录

专家诊治 子宫疾病

ZHUANJIA ZHENZHI ZIGONG JIBING

目录

挂号费丛书·升级版总书目

患了子宫疾病
可能会有的
一些表现

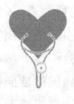

姓名 Name ＿＿＿＿＿＿＿＿ 性别 Sex ＿＿＿ 年龄 Age ＿＿＿＿＿

住址 Address ＿＿＿＿＿＿＿＿＿＿＿＿＿＿＿＿＿＿＿＿＿＿＿

电话 Tel ＿＿＿＿＿＿＿＿＿＿＿＿＿＿＿＿＿＿＿＿＿＿＿＿

住院号 Hospitalization Number ＿＿＿＿＿＿＿＿＿＿＿＿＿＿

X 光号 X-ray Number ＿＿＿＿＿＿＿＿＿＿＿＿＿＿＿＿＿

CT 或 MRI 号 CT or MRI Number ＿＿＿＿＿＿＿＿＿＿＿＿

药物过敏史 History of Drug Allergy ＿＿＿＿＿＿＿＿＿＿

下腹疼痛、坠胀

下腹疼痛是什么原因

下腹疼痛是女性最常见的一种症状，多由妇科疾病引起，包括阴道、子宫颈、子宫、输卵管及卵巢的某些疾病都可引起下腹痛。当然也有很多女性生殖道以外的疾病也会引起下腹痛，如胃肠道疾病、泌尿道疾病也是下腹疼痛的重要原因。医生常常根据下腹痛的一些特点来区别是何种原因引起的。这些疼痛的特点可以是起病的快慢、疼痛的部位、疼痛的性质、疼痛的持续时间以及疼痛时有无其他伴随症状。因此患者应向医生尽量清楚及全面地描述疼痛的特点，以减少医生误诊或漏诊的风险。

如何根据下腹痛的特点来
鉴别疼痛的原因

由于不同疾病引起的下腹痛的性质不一样，所以疼痛的特点也因疾病不一样而有所区别。首先急性下腹痛时表现为起病急，疼痛剧烈，常伴有恶心、呕吐、出汗及发热等症状。若下腹痛伴有阴道流血，有或无停经病史，常提示与病理妊娠有关，如输卵管妊娠中的流产型或破裂型，流产如先兆流产或不全流产。若由输卵管妊娠引起下腹痛常表现为突然撕裂样疼痛，随后疼痛略有缓解或有肛门坠胀感。疼痛也可向全腹部扩散，若为流产所引起的疼痛常位于下腹正中位置,因疼痛多是由子宫收缩引起,所以疼痛呈阵发性。若下腹痛伴有发热、有或无寒战,多由炎症所引起,如急性盆腔炎、急性子宫内膜炎或输卵管卵巢脓肿。右下腹疼痛还应考虑是急性阑尾炎的可能。若下腹痛伴有下腹肿块,比较常见的是卵巢肿块扭转、子宫浆膜下肌瘤扭转,也可能是输卵管妊娠。此外,肿块破裂或感染也可引起疼痛。若下腹痛伴有肿块还应考虑阑尾周围脓肿。急性下腹痛还要考虑妇科以外的疾病如肠道炎症、肿瘤及梗阻,泌尿道结石、肿瘤及异物等。其次,慢性下腹痛多表现为起病较慢,可为隐痛或钝痛,病程较长,大多数患者检查并没有明显盆腔器质性疾病。

周期性下腹痛是怎么回事

周期性下腹痛是指下腹痛具有明显的周期性发作,且与月经周期关系密切。有月经期慢性下腹痛和月经间期慢性下腹痛之分。前者表现为每次行经前后或月经期下腹疼痛,月经结束后疼痛缓解甚至消失。多是由于子宫腺肌病、子宫内膜异位症、子宫肌瘤、宫颈管狭窄或盆腔炎所致,亦可因子宫内膜前列腺素浓度增高所致。后者表现为月经间期下腹痛,多数在两次月经期的中间日期发生,疼痛多位于下腹一侧,常持续 3～4 天,可伴阴道少量流血,这类下腹痛多为排卵期疼痛。

不同年龄期女性下腹痛的原因一样吗

显然,不同年龄期女性下腹痛的原因是不一样的,因为不同年龄期女性的疾病谱差别巨大。如青春期前的急性下

腹痛多数是卵巢肿瘤扭转所致,青春期前一般较少发生因为妇科疾病引起的慢性下腹痛,青春期发生的急性下腹痛多数是原发性痛经、卵巢肿瘤扭转或卵巢囊肿破裂感染等。而青春期发生的慢性下腹痛多为女性生殖道发育异常所致,主要是处女膜闭锁及阴道横隔导致月经血不能顺利排出有关。性成熟期女性的急性下腹痛可以是痛经、异位妊娠、急性盆腔炎、卵巢肿瘤蒂扭转、卵巢肿瘤破裂及感染或病理妊娠。而这一年龄段发生的慢性下腹痛多为子宫内膜异位症、炎症及盆腔内炎性粘连。围绝经期的妇女的女性急性下腹痛多为卵巢肿瘤破裂及感染或蒂扭转。而这时发生的慢性下腹痛多为盆腔内炎性粘连,或晚期恶性肿瘤所致。

哪些子宫疾病会有下腹疼痛、坠胀表现?为什么

常见的子宫疾病都可能会引起下腹疼痛及下腹坠胀。但不同的疾病引起这些不适的原因略有不同。子宫疾病之所以会引起下腹疼痛是因为整个子宫受内生殖器的神经支配,这些神经包括骶前神经丛,大部分在宫颈旁形成骨盆神经丛,分为宫体、宫颈、膀胱上部等。如子宫颈急、慢性炎症,子宫内膜炎等局部炎症可以刺激上述神经而引起下腹疼痛,可同时伴发外阴阴道内疼痛。这种刺激除引起下腹疼痛外,还会因为局部充血出现肠道功能紊乱,而加重下腹疼痛及下腹坠胀感,同时还可出现腰骶部疼痛及坠胀痛。而宫颈及子宫恶性肿瘤时因肿瘤细胞的扩散,可能直接侵犯上述神经,而出现明显下腹及腰骶痛。子宫肌瘤若出现变性坏死或浆膜下肌瘤出现蒂扭转也会出现明显的下腹

痛,可放射到侧腰部而出现疼痛。

阴道出血

哪些子宫疾病会引起阴道流血, 具体表现如何

　　绝大多数子宫疾病都会引起阴道流血,但具体表现各不相同。首先急性子宫颈炎的阴道出血多表现为两次月经间期出血、性交后出血,妇科检查时触碰到宫颈即可引起明显的出血。而慢性子宫颈炎的阴道出血表现为白带中带有少量血丝或性交后出血。上述两种情况的出血多是因为子宫颈局部有一些小血管增生扩张,加上炎症作用,血管的完整性易于受损,因而多是表现为少量出血。若是宫颈因长期慢性炎症刺激而发生宫颈息肉,因为息肉中的新生血管较多,有时也可能出现较明显的出血。至于宫颈癌也是较常见的阴道出血的原因,早期宫颈癌表现与慢性子宫颈炎有类似之处,但当宫颈癌进入晚期时常表现较多的不规则阴道流血,同时伴有恶臭味。主要是因为肿瘤破坏了局部正常组织,血管受侵后引起比较明显的阴道出血。子宫内膜癌的阴道流血在早期时与慢性宫颈炎及早期宫颈癌也有相似之处,年轻患者也可以表现为月经增多、经期延长或月经紊乱,年老患者表现为绝经后再次出现阴道流血。子宫肌瘤的阴道流血多数与月经有密切关系,如月经量较多、月经周期缩短。很少出现不规则阴道流血,绝经后一般不会因为子宫肌瘤出血。值得注意的是对于年轻患者子宫颈

炎、子宫颈癌、子宫内膜癌及子宫肌瘤的阴道流血都可以表现为月经量增多、月经期延长。因此，出现月经期延长及月经量增多时一定要到医院进行检查，明确原因并给予恰当治疗。

子宫疾病引起的阴道出血和正常月经出血有何不同

月经是指伴随卵巢周期性排卵，卵巢分泌雌、孕激素的周期性变化所引起的子宫内膜周期性脱落及出血。规律月经的建立是生殖系统功能成熟的主要标志。正常月经的最初 12 小时出血是来自子宫内膜的功能层的血管破口，由于多种生理因素，此时出血一般量较少，24～36 小时子宫内膜的功能层脱落，子宫内膜基底层血管残端暴露，这时出血较多。36 小时后由于内膜血管残端开始形成血栓，内膜也开始修复，因此出血迅速减少并停止。正常月经出血具有周期性，间隔为 21～35 天，平均为 28 天，每次月经持续时间称为月经期，为 2～7 天。正常月经量一般为 30～50 ml，超过 80 ml 为月经过多。不同的子宫疾病引起的阴道出血特征各异。如急性子宫颈炎的阴道出血多表现为两次月经间期出血、性交后出血，妇科检查时触碰到宫颈即可引起明显的出血。而慢性子宫颈炎的阴道出血表现为白带中带有少量血丝或性交后出血。早期宫颈癌表现与慢性子宫颈炎有类似之处，但当宫颈癌进入晚期时常表现较多的不规则阴道流血。也就是说这种出血没有一定的周期性，但年轻妇女有这些疾病时可以表现出月经期出血量增多。子宫内膜癌的阴道流血在疾病早期时与慢性宫颈炎及早期宫颈癌也有相似之处，年轻患者也可以表现为月经增多，经期延长或月经紊乱，年老患者表现为绝经后再次出现阴道流血。子宫肌瘤的阴道流血多数与月经有密切关系，如月经量较多、月经周期缩短。子宫内膜异位症患者也会表现出自身的阴道出血特点，如部分患者月经量增多，经期延长或经前点滴出血。月经异常可能与病灶破坏卵巢组织，影响卵巢功能有关。部分患者可能与同时合并有子宫腺肌病及子宫肌瘤有关。

贫血

子宫疾病为何会导致贫血

正常机体每天都会通过骨髓制造一定量的血液，同时机体也会有一定的血细胞因为衰老等因素被破坏，但总体来说产生与破坏的血细胞量基本达到平衡。所以不会出现贫血，若机体失血过多超过机体造血量即会出现贫血。当然机体在慢性失血时也会加速造血行动，若这时不及时补充造血原料如铁剂也会影响造血量。

不同的子宫疾病多数都可引起不同程度的阴道流血或使月经量增多或月经经期延长、月经周期缩短，从而使机体处于慢性失血状态，若出血量多于机体造血量即会出现贫血。这时出现的贫血多数为缺铁性贫血，因此，为减少子宫疾病导致的贫血，除及时治疗子宫疾病之外，同时还需适当补充铁剂以增加造血原料，减少发生贫血的机会。

白带异常

哪些子宫疾病会有白带异常

女性阴道内常有少量分泌液,主要是由阴道黏膜渗出物,宫颈管、子宫内膜腺体分泌物等混合而成,称为白带。正常白带在月经周期的不同时段会有一定差异,可以表现为蛋清样或白色糊样,无腥臭味且量一般不多。白带的形成与雌激素的水平有关。一般在月经前后数天、排卵期及妊娠期会增多,青春期前及绝经后白带明显较少,若出现子宫疾病会出现白带异常,可以表现为白带异常增多,或者白带性状改变或伴有臭味。急性宫颈炎表现为白带异常增多,慢性宫颈炎表现为白带稍增多,同时伴有性状改变。子宫肌瘤时白带可以正常,若是黏膜下子宫肌瘤也可以表现为白带异常增多。子宫内膜癌及子宫颈癌时白带中带血,在晚期时可以出现明显的臭味。

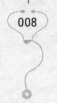

白带异常具体表现如何

常见的白带异常主要表现在以下几个方面:灰黄色或黄白色泡沫状稀薄白带,多为滴虫性阴道炎的特征,常于经期前后、妊娠期或产后等阴道内酸碱度发生改变时明显增多,多数情况下还伴有外阴瘙痒。凝乳块或豆腐渣样分泌物,多为假丝酵母菌阴道炎的特征,常表现为白色膜状覆盖在阴道黏膜表面,常伴有外阴瘙痒或烧灼痛。灰白色匀质分泌物,为细菌性阴道病的典型特征,有鱼腥味,也可伴有外阴瘙痒或烧灼痛。透明黏性分泌物,外观与正常白带相同,但量明显增多,多为慢性宫颈炎、卵巢功能失调,也可见于宫颈高分化腺癌或阴道腺病。脓性白带表现为色黄或黄绿,质稠伴有臭味,为细菌感染所致,可见于急性阴道炎、宫颈炎、宫颈管炎,宫颈癌及阴道癌并发感染、宫腔积脓、阴道内异物。血性白带表现为白带中混有血液,呈淡红色,量多少不一,可由重度宫颈糜烂、宫颈息肉、宫颈癌、子宫内膜癌、子宫黏膜下肌瘤或输卵管癌所致。放置宫内节育器的前数月有时也会出现血性白带。水样白带表现为量多、持续、淡乳白色,常伴有奇臭味,多见于宫颈管腺癌、阴道癌或子宫黏膜下肌瘤伴感染。间歇性排出清澈、黄红色液体,则输卵管癌可能性大。

不同年龄女性白带异常的原因有何不同吗

女性不同年龄段的妇科疾病谱有较大差异,同样是白带异常,若是青春期前的女性多数为阴道异物,主要表现为脓性白带或血性白带,较少见的为宫颈葡萄状肉瘤。而在青春期可以是卵巢功能失调,表现为透明黏性白带,阴道炎表现为脓性白带。成熟女性以阴道炎及宫颈病变较为多见,分别表现为脓性白带或血性白带。而围绝经期女性则多为子宫颈癌、阴道炎、子宫内膜癌或输卵管癌,分别表现为透明黏性白带、脓性白带、血性白带或水样白带。

尿频、尿急或排尿困难

尿频、尿急、尿痛是什么意思

排尿是人体正常的生理功能,不仅能排除各个脏器代谢产生的毒素、尿素,而且还帮助调节体内水和电解质的平衡,维持机体的正常生理功能。正常排尿是基于有正常的肾脏、输尿管、膀胱及尿道的解剖和功能,若上述器官只有解剖和(或)功能方面的问题,则会出现一系列泌尿系统症状。对多数泌尿系感染疾病患者来说,尿急常伴有尿频、尿痛等症状,有时甚至可能会同时出现,多系下尿路病变引起。在临床上,排尿不舒服往往与泌尿系感染疾病有关。其中,尿频、尿急最为常见。尿频:指排尿次数超出了正常范围,并非仅仅指排尿量。尿急:指排尿时有难以控制的急迫感,一旦有尿意就须立即排尿的现象。尿痛:指排尿时有疼痛感,可出现于会阴部、尿道等部位,通常为痉挛或烧灼样疼痛。这些症状多数是因为尿道或膀胱急、慢性炎症引起。如急性尿道炎、急性膀胱炎等。但是只要是膀胱及尿道周围的组织器官出现病理改变波及尿道和膀胱也会引起上述尿路感染的症状,因此,出现尿频、尿急、痛时除要考虑有泌尿系统疾病外,还要考虑有泌尿系统周围器官的疾病,如生殖道甚至肠道疾病。

哪些子宫疾病会有尿频或
排尿困难表现?为什么

轻微的子宫疾病一般不会引起明显的泌尿道症状,但病情发展到一定程度时则会出现一系列泌尿系统症状。首先是子宫颈部疾病,如急性子宫颈炎时,因为有性传播疾病的病原体如淋病奈瑟菌及沙眼衣原体等感染,这些病原体在引起宫颈炎症的同时往往还会侵袭尿道的移行上皮、尿道旁腺及前庭大腺,所以在引起典型的宫颈炎表现的同时还会合并有泌尿系的主要症状,即尿频、尿急、尿痛症状。慢性子宫颈炎有时炎症会波及膀胱下结缔组织,可出现上述症状。同样若是炎症向子宫蔓延,可引起急性子宫内膜炎,甚至是盆腔急性炎症,也会因相同的原因出现泌尿系症状。子宫颈癌在早期一般无特殊症状,但在病情晚期因为癌肿累及范围扩大,可以出现不同的继发症状,其中邻近组织器官及神经受累时可出现相应的症状,如累及膀胱及尿道可以出现尿频、尿急症状。同时可能还会伴有便秘、下肢肿胀、疼痛等症状。

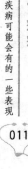

子宫疾病与泌尿系疾病引起的尿频、尿急或排尿困难有何不同

尽管子宫疾病与泌尿系疾病都可能引起尿频、尿急症状,但两者在症状的出现时间及严重程度上还是有一定的区别的。若只是单纯的泌尿系疾病,一般尿频、尿急症状出现时间较早,也较单一,且症状较重,也就是说这时一般没有生殖道疾病的症状,如白带一般不多,或白带一般无臭味。若有排尿不畅多是因为有尿道或膀胱异物造成,或是因为有尿道或膀胱结石所致,这时排尿不畅多为突然发生,有时会出现尿流突然中断,多伴有比较剧烈的疼痛,但有时可以因为体位变化而突然缓解,疼痛过后会出现血尿。而子宫疾病引起的泌尿系症状一般相对较轻,多伴有比较明

显的白带异常,如白带过多、脓性或脓血性白带、白带有恶臭味,如急性子宫颈炎、子宫内膜炎等。子宫恶性肿瘤如子宫内膜癌及子宫颈癌在疾病晚期时因为癌组织向子宫外扩散,可以侵犯到尿道及膀胱,这时因为肿瘤刺激或破坏正常尿道及膀胱黏膜而出现尿频、尿急及尿痛症状,有时会因肿瘤过大阻断尿流而发生排尿不畅,但这种症状多是缓慢出现,而且一旦出现若不治疗多表现为进行性加重,且多有肿瘤本身的其他症状,如不规则阴道流血、血性白带或脓血性白带等,这与尿道本身疾病引起的症状不同。

急、慢性下腹痛

急性下腹痛伴休克是怎么回事

下腹痛是妇科疾病最常见的四大症状之一,很多妇科疾病可有下腹痛表现,下腹痛可以表现为急性发作的下腹痛,也可以表现为慢性持续或间断性的轻重不等的下腹痛。对于有下腹痛表现需明确其疼痛原因时,需要先了解腹痛的特点,如腹痛的诱因、腹痛出现的时间、腹痛的具体部位、腹痛的性质及腹痛时的伴随症状,有时还要了解腹痛时的放射部位,因为不同的疾病疼痛的特点不一样。如急性下腹痛伴休克最多见的是由于有腹腔内出血性疾病引起的低血容量休克,其次是因为严重的盆腔感染引起的感染性休克,极少数是因为疼痛极为剧烈引起神经源性休克。这3种情况患者除腹痛以外,主要还同时表现有血压下降、脉搏增快、面色苍白、四肢发冷等休克表现,严重者可致死亡。

有上述表现者临床上多见于以下疾病：异位妊娠（宫外孕）、卵巢肿块破裂、子宫破裂、出血性输卵管炎、急性盆腔炎伴感染性休克等。

急性下腹痛伴发热是什么原因

这种情况最多见的是因为有盆腔炎症性疾病所致，这类疾病典型的特点一般是先有轻微的腹痛，之后逐渐加重，随后出现发热等明显感染性病症的典型表现。比较多见的有以下几种疾病：首先是急性化脓性子宫内膜炎，多见于盆腔手术操作后如分娩、流产及其他宫腔手术后，起病较急，手术后即感到下腹疼痛，继之出现怕冷、发热、寒战、全身乏力、出汗等症状。其次相对少见一些的是急性淋菌性子宫内膜炎，典型的表现是宫腔内流出脓性分泌物、有臭味，或有持续性阴道出血，之后出现下腹部绞痛，伴怕冷、发热等症状。再其次是急性盆腔结缔组织炎。相对少见的是急性输卵管炎及子宫肌瘤红色变性。其他非妇产科疾病如急性阑尾炎及肠系膜淋巴结炎也会出现下腹痛及发热。

急性下腹痛伴盆腔肿块是什么原因

盆腔肿块是妇科疾病四大临床症状之一，是指盆腔器官或组织的异常膨大增生，或因盆腔器官之间相互粘连、体液异常积聚，以及脓肿形成等产生的肿块。当这些肿块发生扭转、破裂、变性、感染时可引起急性下腹痛。常见的疾病有以下几种：子宫肌瘤一般较少引起下腹痛，但以下子宫肌瘤类型也可出现腹痛，如黏膜下子宫肌瘤刺激子宫引起子宫收缩时可出现腹痛；浆膜下肌瘤出现蒂扭转时可引起急性腹痛;子宫肌瘤红色变性时可引起剧烈腹痛及发热;子宫肌瘤合并子宫整个重心发生改变,子宫发生扭转时可引起下腹持续性剧烈疼痛。其他如卵巢肿块破裂、扭转、感染及盆腔炎性肿块也会出现上述症状。

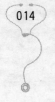

慢性腹痛伴白带增多有哪些原因

慢性下腹痛是困扰很多女性的一个常见症状,具体表现为患者经常性地长期出现下腹胀痛、下腹坠胀痛或腰骶部酸胀及肛门胀痛,临床上较难明确诊断。多数是妇科疾病及其相关原因引起,如慢性子宫颈炎、盆腔淤血综合征、子宫内膜异位症、子宫脱垂、子宫肥大症、宫内放置节育器等。还有一些腹痛通过详细检查仍无明显病变发现,可能与患者神经心理因素有关。若这种疼痛伴有白带增多时,表现为透明黏性白带、脓性白带或血性白带。有这两个症状者常同时还伴有不规则阴道出血或月经增多、月经延长,此症多见于炎症性疾病。首先慢性盆腔炎是引起上述症状最常见的疾病,表现为全身症状不明显,有时可有低热、易感疲乏,病程长者可出现神经衰弱症状,当患者神经心理因素有关,抵抗力差时,可出现急性发作,最常见症状多为下腹部坠胀痛、疼痛及腰骶部酸痛,在劳累、性交后及月经前后加重。其他引起上述症状最常见的疾病是盆腔淤血综合征、慢性宫颈炎。少数患者子宫位置为后倾后屈位也会出现上述症状。

慢性下腹痛伴阴道流血有哪些原因

慢性下腹疼痛伴阴道出血是指患者有不同程度的下腹

胀痛、坠痛及慢性腰骶部疼痛,伴有月经增多、经期延长、不规则阴道出血或有接触性阴道出血。多数同时伴有白带增多。如陈旧性宫外孕是这种症状比较常见的原因。患者大多有停经史,停经时间6~8周,部分患者可以没有明显停经史,不规则阴道出血也是本病的一个主要症状。出血量比月经量明显为少,为暗褐色,淋漓不尽,经药物治疗或刮宫也不能达到止血效果。有些患者可以追寻到曾经有急性下腹痛病史,也可能有昏厥史,之后常感下腹持续性不适,伴肛门坠胀感,并有腹泻。尿妊娠试验曾阳性现转为阴性。其次子宫内膜异位症的表现可有慢性下腹胀痛或肛门胀痛或性交痛,一般表现为深部性交痛。部分患者可有阴道出血,表现为月经增多或经期延长,或经前点滴出血。此外,宫内节育器若大小选择不恰当也可引起上述下腹痛伴不规则阴道出血的症状。

慢性下腹痛伴发热、消瘦是如何引起的

慢性下腹疼痛伴发热、消瘦,本症多见于生殖器结核或卵巢恶性肿瘤。两者都与疾病导致机体慢性消耗有关。临床表现为不同程度的下腹疼痛、低热,体温多在38℃以下,可伴有纳差、乏力、消瘦等症状。结核性盆腔炎是全身结核的一个表现,常继发于其他部位的结核感染,为血行传播引起。临床表现很不一致,很多患者可以无症状,但也有患者症状较重。主要表现为不同程度的下腹痛,经期加剧。经后或午后发热,有时有盗汗、乏力、食欲不振、体重减轻等结核病中毒症状。病情早期可有月经过多,随着病情发展月经量减少甚至闭经。卵巢恶性肿瘤早期很少有症状,一旦

出现腹痛、下腹包块，甚至腹腔积液征则多属晚期。早期部分患者有上述非特异性症状，当肿瘤继续生长、压迫和浸润邻近器官时可出现相应症状，如压迫直肠可引起大便改变，压迫膀胱可引起小便改变。

盆腔肿块

盆腔肿块伴下腹痛及恶心、呕吐主要是何种病引起的

盆腔肿块伴下腹痛也是妇科门、急诊最常见的症状，部分患者因急腹痛而被查出有盆腔肿块。盆腔肿块伴下腹痛时多还有其他伴随症状，其中恶心、呕吐是比较常见的伴随症状之一。多见于卵巢肿瘤蒂扭转、浆膜下肌瘤出现蒂扭转、输卵管积水、输卵管囊肿扭转、输卵管卵巢扭转、子宫扭转、肠系膜肿瘤扭转等。

盆腔肿块伴下腹痛及贫血有哪些原因

盆腔肿块伴下腹痛时若同时有长期大量的阴道流血则会出现贫血，临床上最多见的疾病是陈旧性宫外孕。陈旧性宫外孕发生于生育年龄，病史中曾有输卵管妊娠流产的症状，如停经后不规则阴道流血，在停经 6～8 周时突然出现一侧下腹撕裂样疼痛伴有头晕、昏厥。之后，异位妊娠流产后出血部位自行止血，下腹痛减轻，继之表现为持续性下腹痛伴坠胀，常有直肠刺激症状，持续间断性阴道流血，量

少于月经量,可有低热。长期少量流血可引起缺铁性贫血。反复发作的黄体破裂也会出现上述症状。其他引起上述症状最常见的疾病是卵巢肿块破裂,肿块破裂时引起腹腔内出血,出血量多时也可引起贫血。卵巢肿块破裂本身在检查时可以发现有盆腔肿块,一旦发生破裂,患者有剧烈的下腹痛。少见的疾病有侵蚀性葡萄胎或绒毛膜癌时子宫自发性破裂或穿孔,也可出现盆腔肿块、下腹痛及贫血三联症。

盆腔肿块伴下腹痛及发热见于哪些情况

　　盆腔肿块是一个广义的概念,具体可以是盆腔脓肿、子宫肌瘤、卵巢肿瘤及结核性盆腔炎,均可表现为盆腔肿块。同时伴有下腹痛及发热的病在上述几类中均有。首先是盆腔脓肿,包括输卵管脓肿、卵巢脓肿、输卵管卵巢脓肿等。临床表现常有急性盆腔炎病史,或有盆腔手术操作史,发病后有全身乏力、食欲不振等全身症状,脓肿形成后主要有高热、畏寒或寒战、下腹剧痛、大便时加重,有时伴小便疼痛、腹胀、便秘或大便带黏液等肠道症状。还常伴有月经过多、经期延长或月经失调及脓性白带。脓肿穿孔或破裂时可突发剧烈疼痛,持续加重可有恶心、呕吐,随之出现面色苍白、血压下降、脉搏细快、出冷汗等休克症状。子宫肌瘤经色变性是一种比较特殊类型的肌瘤坏死,主要发生于较大单一的壁间肌瘤,最多发生于妊娠期或产褥期,也可在非妊娠期发生。由于子宫肌瘤增大,血液供应逐渐减少引起脂肪变性,在妊娠期子宫血液增加,更易出现经色变性。患者主要有月经过多或子宫肌瘤史,突然出现下腹部持续性剧烈疼痛,有时难以忍受并伴恶心、呕吐、发热等全身不适。体温

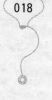

可在 38℃ 左右,腹部可触及肿块,质实、压痛较剧,且有腹膜刺激症状。

盆腔肿块伴下腹痛及阴道排液

不规则阴道出血伴肿块有哪些病

不规则阴道流血是指月经周期紊乱、月经量增多、月经期延长,即阴道流血时间、流血量和间隔时间都不规则,或出现的肿块位于盆腔时可以是子宫黏膜下肌瘤。此病可表现为阴道持续性出血或不规则出血,出血多或出血时间长时可出现继发性贫血。合并感染时白带可呈血性或脓血性。黏膜下肌瘤类似异物可以刺激子宫收缩,引起阵发性下腹痛。子宫内膜息肉也是引起此类症状的一种常见病,多见于育龄女性,部分患者可以有月经过多、经期延长或不规则阴道流血,亦可为引起不孕症原因之一。如继发感染坏死,则有恶臭血性分泌物及不规则阴道流血,绝经后女性子宫内膜息肉主要表现绝经后不规则阴道流血。宫颈息肉也可引起白带增多、血性白带或接触性出血,有感染时症状加重。其他有这两个主要表现的疾病有:陈旧性宫外孕、卵巢性索间质肿瘤、阴道恶性肿瘤及宫颈宫体恶性肿瘤。

不规则阴道出血伴下腹疼痛有哪些原因

不规则阴道出血伴疼痛是指阴道流血的时间、流血量和间隔都没有规律可循,同时伴有下腹部疼痛,其疼痛性质可为持续性隐痛、钝痛、坠痛不适、阵发性痉挛性下腹疼痛或呈进行性加剧等。临床上出现这种情况最多见于生殖道炎症或生殖道恶性肿瘤晚期可合并有感染时。首先这种情况最多见于急性子宫内膜炎、子宫肌炎。常见于生殖道手术如人工流产、刮宫术等之后,经期若不注意卫生也可发生。轻者可表现为低热、阴道有少量出血、分泌物增多,呈脓性或血性,有时伴有臭味,腹痛也不剧烈,只有轻微的下腹隐痛或不适。病情加重如炎症扩散到子宫肌层时,可表现出明显的症状,有发热、持续性下腹痛、阴道不规则流血、淋漓不尽。慢性子宫内膜炎、子宫肌炎时,轻症可无明显症状,重者可以表现为不规则阴道流血、经期延长、经量增多,月经间歇期出现下腹坠胀痛或腰骶部酸痛,白带增多,一般为稀薄淡黄色,有时为血性白带。子宫肌炎时可有下腹疼痛及下坠感,并有不同程度的发热。老年妇女常有阴道流黄水。出现上述症状还可能有以下疾病:慢性盆腔炎,子宫内膜癌,输卵管癌及阴道、宫颈、子宫体恶性肿瘤晚期。

～ 白带增多伴阴道出血是怎么回事 ～

白带增多伴阴道出血是指白带增多,有时伴有不规则阴道流血或血性白带,或月经过多、经期延长等,无明显下腹疼痛及发热。有这些表现首先要考虑是否有子宫肌瘤及生殖道恶性肿瘤。出血多者可并发贫血,晚期恶性肿瘤所引起的出血常表现为量大且不易自止,患者可以因出血过多而死亡。子宫肌瘤是成熟女性最常见的良性肿瘤,因为肌瘤的大小、部位、有无变性及生长速度不同,临床表现有所不同。最常表现为子宫出血、腹部肿块及下腹痛、肿瘤过大者可产生邻近器官的压迫症状、白带增多、经期延长、周期缩短及不规则阴道流血。子宫肌瘤的白带增多主要见于黏膜下肌瘤发生感染、溃疡、出血坏死时,这时白带可表现为血性白带及脓臭性白带。子宫颈癌是女性生殖道癌中最常见的恶性肿瘤,其发病率随年龄的增长而显著上升。主要表现为阴道流血、白带增多及疼痛。阴道流血见于绝大多数的宫颈癌患者,可以表现为接触性出血如性交后、妇科检查时,甚至在用力排便时也会出血。老年患者主要表现为绝经后阴道出血,阴道流血极不规则,时多时少。白带增多见于 80% 以上的患者,早期可以表现为白色稀薄白带,中期及晚期时出现白带恶臭、量多,如淘米水样白带。有时会混有多少不等的血液在其中。晚期者可以出现腰骶部持续性疼痛、下肢肿痛、腰痛等。子宫内膜癌也是妇科比较常见的恶性肿瘤,发病年龄多在 50 岁以上的更年期与绝经期妇女。主要表现为绝经前后的不规则出血,常为少量至中等量,很少大出血。阴道排液初期表现为少量血性白带,中晚期常因感染、坏死而出现大量恶臭的脓血样液体排出,有时可伴有小块癌组织排出。晚期也会出现阵发性疼痛。其他出现这两个症状的疾病还有原发性输卵管癌、阴道癌等。

白带增多伴下腹疼痛可能有哪些病

白带增多伴下腹疼痛是妇科病患者比较常见的两种症状,可表现为盆腔的胀痛、刺痛或下坠痛,常伴有腰骶部酸痛。急性下腹痛时全身症状明显,腹痛较剧烈,可伴有怕冷、发热、血象升高;慢性下腹痛一般病程较长,可表现为下腹胀痛、坠痛,腰骶部酸痛及肛门胀痛。引起上述症状最常见的疾病是急性及慢性子宫内膜炎,主要病原体是各种化脓菌,如厌氧链球菌、深血性链球菌、大肠埃希菌、变形杆菌、葡萄球菌、淋球菌等,且多为数种病原体的混合感染。如急性子宫内膜炎时表现为大量血性、脓性或水样白带并伴有臭味;慢性子宫内膜炎时表现为稀薄白带,可呈脓黄色水样,有时为血性白带,常表现为月经间歇期下腹坠胀痛或腰骶部酸痛,有时伴有月经过多和痛经。不同的病原体引起的子宫内膜炎其临床症状也会有所差异。

了解一些子宫疾病 的 常识

姓名 Name ＿＿＿＿＿＿ 性别 Sex ＿＿ 年龄 Age ＿＿

住址 Address ＿＿＿＿＿＿＿＿＿＿＿＿＿＿＿

电话 Tel ＿＿＿＿＿＿＿＿＿＿＿＿＿＿＿＿

住院号 Hospitalization Number ＿＿＿＿＿＿＿

X 光号 X-ray Number ＿＿＿＿＿＿＿＿＿＿

CT 或 MRI 号 CT or MRI Number ＿＿＿＿＿＿

药物过敏史 History of Drug Allergy ＿＿＿＿＿

∽❁❁ 子宫的位置、形态及组成如何 ❁❁∽

　　子宫位于盆腔中央,膀胱与直肠之间,下端接阴道,两侧有输卵管和卵巢。子宫的正常位置为排空膀胱后呈轻度前倾前屈位。

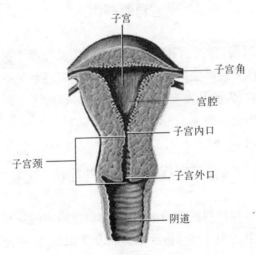

图 1　子宫、宫颈和阴道

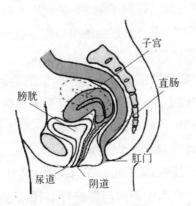

图 2　子宫及相邻器官

成年人子宫的大体形态呈前后略扁的倒置梨形。子宫上部较宽称宫体,其上端隆突部分称宫底。宫底两侧为宫角,与输卵管相通。子宫下部较窄呈圆柱状称宫颈。子宫的大小重约50 g,长7~8 cm,宽4~5 cm,厚2~3 cm。宫腔容量约5 ml。

子宫有哪些用途

子宫为有腔的肌性器官,青春期后受性激素影响发生周期性改变并产生月经;性交后,子宫为精子到达输卵管的通道;孕期为胎儿发育、成长的部位;分娩时子宫收缩使胎儿及其附属物娩出。

子宫疾病常有哪些症状

与其他妇科疾病有类似症状,但最常见的症状有阴道异常流血、白带异常、下腹部肿块及下腹痛,但子宫疾病引起的上述症状与其他妇科疾病引起的症状有类似之处,但也有不同之处,而且还因子宫疾病的性质不同而不同,如同样是阴道流血,阴道炎只是白带中带有少量血丝;宫颈炎则可能是性生活后有出血或是妇科检查时有出血,俗称的接触性出血;而宫颈癌的出血则与宫颈炎的阴道出血非常相似;子宫肌瘤的出血则多表现为月经量明显增多,如周期缩短,经期延长等;子宫内膜癌则表现为不规则阴道流血,这种阴道流血表现为时多时少,淋漓不尽,当然也可以有一段时间不出血,但随即又出血。子宫疾病出现的白带异常、下腹部肿块及下腹痛也有其自身的特点,医师通常会依据这些特点的不同进行诊断。

诊断子宫疾病

需要做的

一些检查

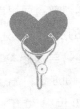

姓名 Name _____ 性别 Sex _____ 年龄 Age _____

住址 Address _____

电话 Tel _____

住院号 Hospitalization Number _____

X 光号 X-ray Number _____

CT 或 MRI 号 CT or MRI Number _____

药物过敏史 History of Drug Allergy _____

妇科普查有什么意义

宫颈癌的预防需从两方面着手,一方面是从病因角度、组织学的发病机制上进行预防;另一方面是进行普查普治,早期发现癌前病变及原位癌,早期治疗进行阻断,防止其向浸润癌发展。防癌普查是国内外公认的预防宫颈癌的主要措施,通过普查可早期发现、早期诊断、早期治疗,从而降低宫颈癌的发病率及死亡率。目前,凡已开展防癌普查的国家和地区,宫颈癌尤其是晚期宫颈癌的发病率显著下降。我国自 1958 年开始,上海、北京等地开始了宫颈癌防癌普查,至 20 世纪 70 年代,在全国各省市已普遍开展起来,有的省市已做到定期的连续普查普治,使宫颈癌的发病率及死亡率不断下降,早期癌的发现率不断提高。因此,必须做好宣传工作,宣传普查普治对预防宫颈癌的重大意义。

什么是宫颈涂片检查

超过 30 岁的患者就诊时都需常规进行子宫颈刮片细胞学检查,这是因为宫颈刮片是发现宫颈癌前病变或早期宫颈癌的重要筛选方法,简便易行且可靠,便于重复,毫无痛苦。大量事实证明:宫颈刮片为宫颈癌的早期发现、早期诊断和早期治疗起到了重要的作用。

检查方法:医师用窥阴器暴露子宫颈,用消毒棉球拭净子宫颈表面的黏液后,在宫颈癌的好发部位,即宫颈外口鳞柱上皮交界处,用木质刮板轻轻旋转一圈,取得的标本应立即在玻璃片上向同一方向推移,做成匀薄涂片,随即将图片放入固定液内固定 15 分钟以上,然后染色,在显微镜下观察涂片内细胞形态,就可得出结论。

目前临床上应用巴氏 5 级分类法及 TBS 分类法。

(1) 巴氏 5 级分类法

Ⅰ级　未见异常细胞,正常。

Ⅱ级　发现异常细胞,但均为良性,为炎症。

Ⅲ级　发现可疑恶性细胞。

Ⅳ级　发现待证实的癌细胞。

Ⅴ级　发现癌细胞,恶性特征明显。

如拿到报告为Ⅱ级以上,须马上就诊做阴道镜检查并行宫颈活检,进一步诊断,并给予相应的处理。

(2) TBS 分类法

表 1　阴道脱落细胞学的 TBS 分类法

标本质量
满意 大致满意但有以下不足(描述其不足原因) 不满意(描述其原因)
概述(选择性)
良性的细胞改变
感染　滴虫性阴道炎 　　　真菌,形态学拟似白念珠菌 　　　阴道菌群,主要为球菌 　　　形态学拟似放线菌 　　　单纯疱疹病毒所致的细胞学改变 　　　其他
反应性改变 　　　碱性细胞改变并发于: 　　　炎症(包括典型的修复现象) 　　　萎缩性改变及炎症(萎缩性阴道炎) 　　　放射后改变 　　　放置宫内节育器后改变 　　　其他

上皮细胞异常

　　鳞状细胞

　　　　不典型的鳞状细胞,其意义尚未能确定(定性＊)

　　　　低级别(low grade)鳞状上皮内病变

　　　　(LISL)包括:人乳头状瘤病毒

　　　　(HPV)轻度不典型增生,CIN

　　　　高级别(high grade)鳞状上皮内病变(HISL)

　　　　　　包括中度及重度不典型增生,原位癌,CIN_2 及 CIN_3

　　　　鳞状细胞癌

　　腺上皮细胞

　　　　内膜细胞,绝经期后妇女。细胞显示为良性

　　　　不典型的腺上皮细胞,其意义尚未能确定(定性＊＊)

　　宫颈管腺癌

　　子宫内膜腺癌

　　子宫外的腺癌

　　腺癌,来源不明

　其他恶性肿瘤(标定其特征)

内分泌水平评估(只用于阴道细胞)

　内分泌水平与年龄及病史不符(标定其特征)

　不能评估内分泌水平(标定其特征)

注:＊ HPV 所致的细胞学改变——挖空细胞异形增生。

　　＊＊ 湿疣性异形增生的属低级别 LSLI。对意义未明确的不典型鳞状上皮细胞,应尽可能进一步定性,或倾向于反应性改变或癌前病变或癌。

宫颈细胞学检查有何意义

　　宫颈细胞学检查最常用的是宫颈刮片,通过一种无创伤、无痛苦的方式采集宫颈表面上皮的细胞,取得的标本做成玻璃涂片,固定、染色、晾干后加上盖玻片,由专门的医师在显微镜下阅片,依据细胞形态变化初步诊断宫颈癌、癌前期病变和宫颈炎症,等等。按照取材和制片的差异分为传统的巴氏涂片和液基薄层细胞学技术制片。虽然传统巴氏涂片跟后者相比价格便宜,但存在取材时细胞易丢失和涂片质量差的缺陷，所以漏诊率和误诊率均较高。基于传统巴氏涂片以上缺陷，临床医师改良了取材方法，细胞工程专家对制片技术进行重大革新，推出了液基薄层细胞学技术制片，进而使得阅片者更易观察，诊断准确性明显提高。

为何有性生活的女性要定期
接受宫颈细胞学检查

宫颈癌是除乳腺癌外威胁女性健康的第二大恶性肿瘤，它是目前唯一病因明确的癌症，且存在较长的、可逆转的癌前病变期。宫颈细胞学检查可以及时发现宫颈上皮异常细胞，提高了宫颈癌前病变和早期宫颈癌检出率，进而阻断宫颈癌的发生、提高了宫颈癌的治愈率。因此，宫颈细胞学检查是宫颈癌筛查的首要关口，有着重要的意义。

如何初步判读宫颈细胞学检查的结果

宫颈细胞学检查结果的报告形式主要有分级诊断和描述性诊断两种。近年来，更加推荐应用 TBS 分类法及其描述性诊断，但目前我国多数医院还在采用分级诊断——巴氏 5 级分类法诊断。

什么是人乳头状瘤病毒

HPV 即人乳头状瘤病毒，它是一种嗜上皮性病毒，可以通过唾液、性接触及皮肤亲密接触传播，如性交。目前已经发现了超过 100 种以上的亚型，大部分对人体无害，在其引起细胞发生异常改变前就可以通过人体自身的免疫系统完全清除。其中有 13 种亚型可以致癌,被称为高危型 HPV。持续感染高危型 HPV 是宫颈癌发生的必然条件。

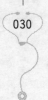
什么是高危型人乳头状瘤病毒的持续感染

是指高危型人乳头状瘤病毒(HPV)感染的女性在 1 年后高危型 HPV 检测仍为阳性;30 岁以上的女性,第一次高危型 HPV 检测的结果为阳性,也可以认为是持续高危型 HPV 感染。目前已经明确,持续的高危型 HPV 感染是宫颈癌发病的必要条件和核心因素。

什么时候开始常规进行人乳头状瘤病毒检测? 间隔多长时间复查一次

凡是 30 岁及以上有性生活的妇女,及特殊职业的女性,建议常规进行人乳头状瘤病毒(HPV)与细胞学联合检测。30 岁以下的女性,虽然性生活活跃,感染 HPV 概率很高,但因为机体免疫力相对较强,绝大多数是一过性感染,可以自身清除病毒。

如果 HPV 检测及细胞学检查均为阴性,可以在 3～5 年后复查 1 次。若 HPV 检测为阳性,细胞学或者阴道镜检查未发现异常,则 1 年后复查。

什么是宫颈活检

宫颈活检是指宫颈活组织检查,是在宫颈的病变处或在宫颈的不同部位(往往在宫颈的 3、6、9 和 12 点处)钳取小块组织做病理学检查,即在显微镜下观察宫颈有无病变,这种检查无痛,在门诊就可以进行。

∼∼ 什么是阴道镜检查 ∼∼

　　阴道镜就是使用一种光学镜,利用阴道镜探头将宫颈阴道部黏膜放大 10∼40 倍,可使医师观察到肉眼看不到的子宫颈表面层较微小病变,发现宫颈上的异型上皮、血管及癌前期病变、早期病变的所在部位,从而在阴道镜下有选择地进行多点活检,这是一种无创伤的检查,早期宫颈癌诊断的准确率可达 98%∼99%。那么哪些人需做阴道镜检查呢? 凡是宫颈涂片检查巴氏Ⅱ级以上,临床有可疑症状和体征,如接触性阴道出血,宫颈中、重度糜烂,不对称糜烂或糜烂经久不愈者以及早期宫颈癌术前了解病变及浸润情况等,都应进行阴道镜检查。

　　那么在阴道镜指导下的多点活检,宫颈癌诊断的准确率为什么还达不到百分之百呢? 这是因为: 阴道镜检查也有它的局限性,它不能观察到移行至颈管内的病变,且宫颈腺癌缺乏特殊的阴道镜图像,使定位活检不够准确。为弥补不足,可用阴道镜下子宫活检加子宫颈管诊刮取材,病理检验结果令人满意。

∼∼ 什么情况应该进行阴道镜检查 ∼∼

　　(1) 阴道、宫颈细胞学检查异常;

　　(2) 高危型人乳头状瘤病毒(HPV)检测结果阳性(特别是 HPV 16、18 型);

　　(3) 醋酸染色或复方碘染色后肉眼观察出现结果

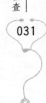

（4）裸眼直观出现宫颈溃疡、肿块、或可疑宫颈癌者；

（5）重度"宫颈糜烂"、性交出血、久治不愈或未能明确诊断的宫颈炎；

（6）可疑阴道腺病和阴道恶性肿瘤；

（7）可疑下生殖道尖锐湿疣；

（8）需要追踪观察治疗效果者。

做阴道镜检查时一定要做宫颈活检吗

做阴道镜检查时不一定要做宫颈活检。宫颈活检应在阴道镜提示下进行，事先对宫颈进行醋酸染色及碘染色，选择有病变的部位取材并做多点活检，送病理科检验，由专门的病理科医师在显微镜下观察分析，作出组织病理学诊断。以下情况应该进行宫颈活检：

（1）怀疑有高度宫颈癌前病变或宫颈浸润癌者；

（2）宫颈细胞学检查为高度病变等明显异常者；

（3）人乳头状瘤病毒（HPV）感染；

（4）中、重度宫颈"糜烂"等久治不愈或未能明确诊断者；

（5）肉眼观察有明显病变者；

（6）本人或性伴侣有尖锐湿疣。

做阴道镜检查前有哪些注意事项

阴道镜检查应避开经期；检查前3天应避免性生活、阴道用药或冲洗；检查前应行妇科检查，除外阴道毛滴虫、念珠菌、淋菌等感染。

阴道镜检查是否可以替代宫颈细胞学
检查或人乳头状瘤病毒检测

宫颈疾病的筛查和诊断是有原则的,简单来讲是个三阶梯式的过程:首先是做宫颈细胞学/人乳头状瘤病毒(HPV)检测;发现异常结果者,再进行阴道镜检查;如若阴道镜下发现可疑病变,要做第三步,即宫颈活检或诊断性宫颈锥切,取材的标本做出组织病理学诊断。虽然阴道镜检查的费用不高,但直接做阴道镜是不对的,阴道镜检查是不能代替宫颈细胞学或 HPV 检测的。

什么是宫腔镜检查

宫腔镜检查是采用膨宫介质,使得宫腔扩张,然后通过纤维导光束和透镜将冷光源经宫腔镜导入宫腔内,直视下观察宫颈管、宫颈内口、子宫内膜及输卵管开口,这样可以针对病变组织直视下取材送病理检查,同时可以行宫腔内的手术治疗。目前常用的是"电视宫腔镜",通过摄像装置把宫腔内图像直接显示在电视屏幕上。

什么情况下可以做宫腔镜检查和手术

出现以下情况可以做宫腔镜检查:
(1) 异常子宫出血,为了明确诊断;
(2) 考虑宫腔粘连,为了明确诊断;
(3) 子宫内节育环的定位和取出;
(4) 超声检查提示宫腔内异常占位;

专家诊治 子宫疾病

诊断子宫疾病需要做的一些检查

033

（5）输卵管碘油造影后的进一步诊断；

（6）原因不明的不孕症。

下列情况可以做手术治疗：

（1）子宫内膜息肉；

（2）子宫黏膜下肌瘤；

（3）宫腔粘连分离；

（4）子宫纵隔切除；

（5）子宫内异物取出。

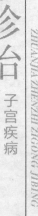
什么情况下不可以做宫腔镜检查? 它的并发症是什么

当有急性盆腔感染，心、肝、肾功能衰竭急性期及不能耐受手术者是宫腔镜检查的绝对禁忌因素，而宫颈瘢痕、宫颈裂伤或松弛是宫腔镜检查的相对禁忌。

宫腔镜检查的主要并发症包括有：盆腔感染、损伤、出血、大量灌流导致的过度水化综合征和心脑综合征。还有就是手术后引起宫腔的粘连。另外，有造成癌细胞扩散的危险。

腹腔镜有什么作用

腹腔镜的出现是医学上的一大进步，随着光导技术等的革命，腹腔镜的应用也日趋广泛。所谓腹腔镜就是应用器械作人工通道进入腹腔内，将二氧化碳充入腹腔内，以便使腹腔膨胀，然后通过光导、显像技术等可以观察腹腔内的情况，发现病灶，清除病灶。很显然，它的作用就是诊断疾病、治疗疾病。

～ 什么情况下可以应用腹腔镜诊断 ～

如果有下列情况我们就可以考虑应用腹腔镜来诊断疾病：

（1）怀疑有子宫内膜异位症时，因为腹腔镜是诊断子宫内膜异位症的金标准；

（2）为了了解盆腔肿块的性质、部位；

（3）不明原因的盆腔痛；

（4）不孕症患者的病因诊断；

（5）替代部分肿瘤患者的第2次探查术。

～ 什么情况下可以做腹腔镜手术 ～

随着科学的不断进步和发展，目前许多手术都可以通过腹腔镜来完成。就妇科领域而言，能开腹进行的手术大部分均可以通过腹腔镜来完成，举例如下：

（1）输卵管妊娠时可以行腹腔镜下的输卵管切除术，或腹腔镜下的保守性手术治疗，并且可以行双侧输卵管的结扎术；

（2）输卵管系膜囊肿的剥出术；

（3）不孕症患者可以行宫腔镜与腹腔镜的联合应用，了解不孕的原因后对症处理，如：输卵管的通液，输卵管粘连的分解，输卵管盲端的造口等；

（4）适当大小的卵巢良性肿瘤的剥出或附件的切除术；

（5）卵巢的部分切除术或是活检术；

（6）子宫肌瘤的剥出术；

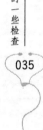

（7）腹腔镜下的子宫切除术；

（8）子宫内膜异位灶的清除术；

（9）盆腔粘连分解术；

（10）盆腔脓肿引流术。

什么情况下不可以做腹腔镜检查或手术

出现以下情况，不能进行腹腔镜检查或手术：

（1）严重的心功能和肺功能不全，有可能导致心、肺功能的衰竭；

（2）巨大的盆腔肿块，肿块上界达到脐水平者，因为有可能在穿刺入腹时造成盆腔肿块的破裂；

（3）凝血功能障碍者，有可能出现出血不止；

（4）腹腔广泛粘连，无法进行人工气腹者，并且广泛粘连可以造成解剖结构的破坏，从而在手术中损伤脏器；

（5）弥漫性的腹膜炎；

（6）腹腔内有大量的出血；

（7）膈疝。

腹腔镜手术可能出现哪些并发症

（1）术中出血：出血是所有手术都可能出现的并发症，腹腔镜也不例外，而且出血是腹腔镜手术最常见的并发症，尤其是进行全子宫切除术时；

（2）腹壁血管的损伤：腹壁下的动脉损伤是非常严重的并发症，尤其是在进行第 1 穿刺孔的穿刺时，而第 2 及第 3 穿刺孔则可以在腹腔镜的监视下进行。一旦发现有腹壁

下动脉的损伤,一定要及时缝合止血;

(3)腹膜后大血管的损伤:比较瘦的患者容易发生损伤腹膜后的血管,如腹主动脉、髂动脉等,一旦出现,一定要立即开腹手术止血;

(4)周围脏器的损伤:例如,膀胱、输尿管、直肠等,这是在粘连很严重的情况下发生的;

(5)皮下气肿、气胸及气栓:一旦发现胸壁上部及颈部出现皮下气肿应该立即停止手术;

(6)电损伤:腹腔镜的手术器械有多种的电凝器械,均可能因为各种原因而导致电损伤。

进行腹腔镜检查或手术前患者应该做哪些检查和准备

在准备进行腹腔镜检查和手术前,应该按照医师的建议做一些常规的检查和准备,以便腹腔镜检查或手术的顺利进行。这些检查和准备有:

(1)血常规:以便了解患者是否有贫血,白细胞是否正常,以及血小板功能等,还有尿常规检查和粪常规检查;

(2)凝血功能检查,了解患者是否有出血倾向;

(3)肝功能检查,以及肝炎病毒标记物检查;

(4)肾功能检查,以及生化指标的检查;

(5)X线胸片检查;

(6)B型超声检查;

(7)宫颈涂片和白带常规检查;

(8)年龄超过60岁者有必要进行血气分析和肺功能的测定;

(9)皮肤准备和阴道准备;

（10）根据手术的需要，必要时肠道准备，术前必须禁食6小时。

腹腔镜检查或手术后
应该注意些什么

进行腹腔镜手术后要注意以下的问题：

（1）对医护人员来讲，腹腔镜检查或手术后，应该严密观察患者的生命体征，尤其在诊断性腹腔镜术后的4～6小时，手术性腹腔镜术后12小时内，监测血压、呼吸、脉搏、体温；

（2）对患者来讲，腹腔镜检查或手术后，一定要及早解尿，尽可能在拔除导尿管后4～6小时内；

（3）一般性手术（全子宫切除除外），应该鼓励患者术后4～6小时下床适当地活动，以利于肠蠕动的恢复；

（4）从饮食方面来讲，全麻清醒后，以及持续硬膜外麻醉后6小时可以适当进流质；

（5）根据手术情况，术后适当应用抗生素；

（6）根据手术的情况和范围，腹腔镜检查或手术后，需要休息2～8周后工作。

宫颈疾病

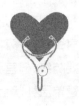

姓名 Name _____ 性别 Sex _____ 年龄 Age _____

住址 Address _____

电话 Tel _____

住院号 Hospitalization Number _____

X 光号 X-ray Number _____

CT 或 MRI 号 CT or MRI Number _____

药物过敏史 History of Drug Allergy _____

宫颈炎

什么是宫颈炎

宫颈位于子宫下段,下接阴道,上连子宫体部。宫颈炎症是妇科常见疾病之一,约50%已婚妇女经历此病。正常情况下宫颈具有多种防御功能,是阻止病原菌进入上生殖道的重要防线,但宫颈易受分娩、性交及宫腔操作等损伤,且宫颈管单层柱状上皮抗感染能力较差,故宫颈易发生感染,引起宫颈炎症。宫颈炎主要包括宫颈阴道部及宫颈管黏膜炎症,从病程上也分为急性宫颈炎及慢性宫颈炎。

急性宫颈炎是如何发生的

急性宫颈炎以性传播疾病的病原体淋病奈瑟菌及沙眼衣原体所致多见,以葡萄球菌、链球菌、肠球菌引起的急性宫颈炎较少见,常见于感染性流产、产褥期感染、宫颈损伤或阴道异物等并发感染。但也有少部分宫颈炎原因不清。

慢性宫颈炎是怎么发生的

慢性宫颈炎多由急性宫颈炎转变而来,由于急性宫颈炎治疗不彻底,病原体隐藏于宫颈黏膜而形成慢性炎症,多见于分娩、流产或手术损伤宫颈后,病原体侵入而引起感染。但也有部分患者无急性宫颈炎病史,直接表现为慢性宫颈炎,也可能由于其急性宫颈炎症状轻微或表现隐匿。

慢性宫颈炎的病原体主要有：葡萄球菌、链球菌、大肠埃希菌、厌氧菌，以及性传播疾病病原体淋病奈瑟菌及沙眼衣原体和一些病毒如单纯疱疹病毒等。

宫颈炎有哪些症状

部分患者无明显症状。急性宫颈炎患者都表现为阴道分泌物增多，呈黏液脓性，外阴瘙痒或灼热感，伴有腰部及下腹部坠痛，也可有经间期出血、性交后出血等症状，也或有泌尿道症状如尿频、尿急、尿痛。妇科检查多见宫颈充血、水肿、黏膜外翻，有脓性分泌物自宫颈管流出，宫颈触痛、质脆，触之易出血。慢性宫颈炎患者的主要症状是阴道分泌物增多，血性白带或性交后出血，也可有尿频、尿急、腰骶部疼痛、下腹坠痛等症状，妇科检查可见宫颈有不同程度的糜烂、肥大、充血、水肿，有时质较硬，有时可见息肉、裂伤及宫颈腺囊肿。

宫颈炎和阴道炎一样吗

不一样。女性生殖系统炎症包括下生殖道的炎症（外阴炎、阴道炎、宫颈炎）和上生殖道的炎症（子宫内膜炎、输卵管炎、输卵管卵巢炎、盆腔腹膜炎及盆腔结缔组织炎）。宫颈炎和阴道炎都是属于女性生殖系统炎症，但区别在于发生的部位不同。

宫颈炎一定和性生活有关吗

不是。宫颈炎的感染途径除有性接触传播外，还有内源性感染（体内菌群失衡，某些致病菌开始繁殖，从而引起

感染）、医源性感染（医疗原因如宫腔操作、分娩助产等）和间接传播（病原体经公共浴池、浴巾、游泳池、衣物等）等。

✂ 未婚女性会得宫颈炎吗 ✂

有可能。如上所述，宫颈炎的发生除性接触传播外，还有其他途径，如间接传播等。

✂ 宫颈炎影响性生活吗 ✂

宫颈炎本身并不影响性生活。但若宫颈炎症状明显如经间期出血、性交后出血、白带异常，或其他可能会影响性生活质量，宫颈急性炎症发作期间应避免性生活。

✂ 宫颈炎的危害有哪些 ✂

宫颈炎多表现为阴道分泌物增多，呈黏液脓性，外阴瘙痒或灼热感，伴有腰部及下腹部坠痛，也可有经间期出血、性交后出血等症状，也或有泌尿道症状如尿频、尿急、尿痛，这些都严重影响了女性的生活质量。另外，病原菌可能上行感染宫腔，引起上生殖道的炎症如子宫内膜炎、输卵管炎、输卵管卵巢炎、盆腔腹膜炎及盆腔结缔组织炎等，往往引起盆腔粘连，影响怀孕，甚至引起盆腔脓肿，需要手术治疗，严重者感染扩散至整个腹腔，引起败血症，危及生命。

✂ 宫颈炎影响生育吗 ✂

轻度的宫颈糜烂对生育往往不会有太大的影响，但宫颈息肉、宫颈黏膜炎或中重度的宫颈糜烂往往使宫颈管内黏稠白带增多,影响精子的运动及穿透,往往可能影响生育。

宫颈炎怎么治疗呢

急性宫颈炎的治疗主要针对病原体。对于单纯急性淋菌性宫颈炎主张大剂量、单次给药,常用的药物有:第三代头孢菌素、喹诺酮类及大观霉素。治疗衣原体药物有四环素类、红霉素类及喹诺酮类。

慢性宫颈炎的治疗:宫颈糜烂:物理治疗是常用的有效治疗方法,原理是用各种物理方法将宫颈糜烂面单层柱状上皮破坏,使其坏死脱落后,为新生的复层鳞状上皮覆盖。创面的愈合需 3～4 周。临床常用的方法有激光、冷冻、红外线凝结及微波等。药物治疗:局部药物治疗适用于糜烂面积小和炎症浸润较浅的女性,如局部涂硝酸银等,但现已少用。还有一些中药验方可用。

宫颈糜烂物理治疗是否影响生育

宫颈糜烂物理治疗是用各种物理方法将宫颈糜烂面单层柱状上皮破坏,使其坏死脱落后,为新生的复层鳞状上皮覆盖。这种方法固然是治疗宫颈糜烂的有效方法,但对未生育妇女多不推荐,因为物理治疗可能使宫颈口变小、变窄,宫颈黏液变少,甚至宫颈瘢痕形成,这些都可能影响后期的生育。

无症状的宫颈炎可以不治疗吗

无症状的宫颈炎虽然表现轻微,甚至没有,但仍建议治疗，因为炎症存在，有继续发展，甚至扩大的可能，多可能造成不良后果。

宫颈炎应该怎么预防

注意会阴清洁；注意经期及性生活的卫生；配偶应同时注意会阴清洁；定期妇科检查；内衣应透气宽松为宜；避免长期大量使用广谱抗生素；保证休息，调整饮食结构，多吃新鲜水果和蔬菜，少食辛辣刺激食物；保持心情愉快。

经常用洗液清洗能预防宫颈炎吗

不能。不适当的经常清洗，往往会破坏女性体内正常菌群，引起菌群失调，从而使体内酸碱度发生变化，抵抗力下降，反而会给病原体可趁之机，引起炎症。

宫颈炎会变成宫颈癌吗

宫颈炎是宫颈的良性疾病，宫颈癌是宫颈的恶性病变，在早期，两者往往难以区别，故妇科检查中宫颈刮片检查及宫颈脱落细胞液基薄层细胞学检查很重要。一般来讲，宫颈炎变为宫颈癌的机会不是很大，但中、重度的宫颈炎，必须尽快正规治疗，耽误治疗时间过长过久是有可能转变为宫颈癌的。

宫颈糜烂就是宫颈炎吗

不是。宫颈糜烂是慢性宫颈炎最常见的一种病理改变。慢性宫颈炎的病理改变,除了宫颈糜烂外,还表现为宫颈息肉、宫颈黏膜炎、宫颈腺囊肿、宫颈肥大。

宫颈糜烂的表现是什么样的

宫颈外口处的宫颈阴道部外观呈细颗粒状的红色区,糜烂面为完整的宫颈管单层柱状上皮所覆盖,因柱状上皮菲薄,其下间质透出红色,并非真性糜烂。因宫颈管柱状上皮抵抗力低,病原体易侵入发生炎症。在一些生理情况如青春期、妊娠期或口服避孕药妇女,因雌激素水平增高,宫颈管柱状上皮增生并外移,可见宫颈外口呈红色,细颗粒状,形似糜烂,则是生理性宫颈糜烂。

宫颈糜烂有哪些类型

根据糜烂深浅可分为 3 型:单纯型、颗粒型及乳突型。

(1)单纯型:炎症初期,糜烂面仅为单层柱状上皮所覆盖,表面平坦;

(2)颗粒型:腺上皮过度增生并伴有间质增生,糜烂面凹凸不平呈颗粒状;

(3)乳突型:当间质增生明显,表面不平现象更加明显呈乳突状。

按糜烂面积将宫颈糜烂分 3 度:轻度、中度及重度。

(1)轻度:糜烂面小于整个宫颈面积的 1/3;

(2)中度:糜烂面占整个宫颈面积的 1/3~2/3;

(3)重度:糜烂面占整个宫颈面积的 2/3 以上。

宫颈糜烂能自愈吗

如前述,生理性的宫颈糜烂是正常生理现象,不用治疗,而其他的宫颈糜烂往往是慢性宫颈炎的表现,需要治疗。

宫颈息肉

宫颈息肉是怎么回事

宫颈息肉是慢性宫颈炎的一种表现。它是因为长期炎症刺激使子宫颈管局部黏膜增生,增生的黏膜逐渐自基底部向宫颈外口突出而形成的息肉样改变。宫颈息肉极少恶变,但容易复发。一旦发现就应摘除,并送病理检查。

宫颈息肉会恶变吗

宫颈息肉是慢性宫颈炎病理的一种表现类型。慢性炎症的长期刺激使宫颈管局部黏膜增生,增生的黏膜逐渐自基底部向宫颈外口突出而形成息肉。由于炎症的存在,息肉去除后仍易复发,宫颈息肉很少恶变,恶变率<1%,但若宫颈息肉存在,还是建议摘除。

宫颈腺体囊肿

什么是宫颈腺体囊肿

　　临床上又可称为宫颈纳氏囊肿（简称：纳囊），是慢性宫颈炎的一种表现。主要是因为子宫颈腺的腺管口阻塞或腺管变窄甚至阻塞，腺体的分泌物不能顺畅地排出，而是潴留在腺体内，形成囊肿。医师检查时可看到宫颈表面出现多个青白色的小囊泡，突出于宫颈表面，内含无色胶冻状物。散在的、小的宫颈腺囊肿一般不需治疗，只要每年进行宫颈细胞学检查即可。

宫颈肥大

宫颈肥大影响怀孕吗

　　宫颈肥大是由于长期慢性炎症的刺激，宫颈组织充血、水肿，腺体和间质增生，从而使宫颈呈不同程度肥大、硬度增加。从理论上讲，若宫颈颈管通畅，一般是不影响怀孕的，但若宫颈管内黏稠白带增多，则不利于精子运动和穿透子宫颈管，那是会影响怀孕的。

宫颈肥大能恢复吗

　　宫颈肥大是由于长期慢性炎症的刺激，宫颈组织充血、水肿,腺体和间质增生,从而使宫颈呈不同程度肥大、硬度增加。宫颈肥大,在炎症刺激消失后可能在一定程度上能改善,但并不能完全恢复。

宫颈癌

什么是宫颈癌前期病变

宫颈癌前期病变即是宫颈上皮内瘤样病变(简称CIN),它本身不是癌,但具有癌变潜能,在某些条件刺激下,有可能转化为癌,所以要引起重视。CIN有两种结局:自然消退或发展为宫颈癌。按照宫颈上皮异常的程度,可将CIN人为划分为CIN1、CIN2、CIN3。CIN1属于低度宫颈癌前病变,CIN2、CIN3属于高度宫颈癌前病变。

宫颈上皮内瘤变有哪些症状

宫颈上皮内瘤样病变(CIN)并没有特殊的临床表现,偶尔会出现白带增多,伴或不伴异味;也可在性生活或妇科检查后发生接触性出血。所以,有性生活的女性应该定期进行宫颈细胞学检查/人乳头状瘤病毒(HPV)检测。

宫颈癌的早期症状是什么

宫颈癌早期一般没有症状,与慢性宫颈炎无明显区别,有时甚至见宫颈光滑,尤其绝经后女性宫颈萎缩者。随着病情进展,患者可出现异常阴道流血。由于年轻患者处于性活跃期,性交频率均较高,故易以性生活或妇科检查后出血为首发症状;老年患者常表现为绝经后不规则阴道流血。此外,白带增多也为宫颈癌常见症状,开始为黏液样白带、淘米水样白带或白带中带血丝,随着病变的进展,白带变混浊,呈脓血性,还具有特殊的恶臭。

～ 什么是宫颈癌 ～

宫颈癌是发生在子宫颈部的恶性肿瘤,又称宫颈浸润癌。它是最严重的宫颈病变,是三大妇科恶性肿瘤之一。不但在女性生殖器官肿瘤中占首位,而且也是女性各种恶性肿瘤中最多见的疾病。女性宫颈癌是目前唯一可以做到早期发现的妇科疾病。与子宫内膜癌、卵巢癌相比,宫颈癌前病变症状明显,根据病情可分为轻度、中度和重度 3 种;病情程度不同,发展为宫颈癌的可能性也不一样,一般来说,15%的轻度、30%的中度、45%的重度宫颈癌前病变会发展为宫颈癌,癌前病变程度越重,发展为宫颈癌的概率就越大,而轻度子宫颈癌前病变经过及时治疗,完全可以痊愈。女性患了宫颈癌前病变,不必恐慌,据统计从癌前病变发展到癌症大约需要 10 年时间,子宫颈癌前病变患者完全有时间进行有效治疗。

～ 哪些人容易得宫颈癌 ～

以下人群容易患宫颈癌:

(1) 过早性生活的女性(指 16 岁前有性生活);

(2) 性生活紊乱,有多个性伴侣或性交过于频繁者;

（3）早年分娩，分娩过多、过密；

（4）性伴侣患有阴茎癌、前列腺癌，或性伴侣曾与患有宫颈癌的女性有性关系；

（5）通过性交感染了某些病毒如单纯疱疹病毒、人乳头状瘤病毒（HPV）、人巨细胞病毒等；

（6）经济状况低下。

宫颈癌的发病率与死亡率如何

据1984年世界卫生组织报道，宫颈癌全世界每年新发病例约45.9万，我国每年新发病例为13.15万，约占世界新发病例的1/3。发病率居妇科恶性肿瘤的首位，死亡率也占首位。宫颈癌患者的地理分布差异很大，哥伦比亚为世界著名的子宫颈癌高发区，发病率为247.30/10万；以色列为低发区，发病率为4.50/10万。目前为止，我国尚无大规模统一的发病率调查。湖北、陕西、江西属全国前3位的宫颈癌高发区；北京（1989年）子宫颈癌发病率为2.54/10万，上海维持在1997年水平，发病率为2.4/10万，均属低发区。宫颈癌的死亡率世界各地报道差异很大。据统计，国内宫颈癌死亡率居癌症死亡率第4位，仅次于胃癌、食管癌、肝癌；居女性癌死亡第2位，仅次于胃癌。宫颈癌的人群分布的特点有：患者年龄分布呈双峰状，主要为35～39岁和60～64岁，平均年龄为52.2岁，20岁前少见，未婚者也少见。宫颈癌的发生率存在着明显的种族差异，在世界范围内非裔美国人、拉丁美洲人、美洲印第安人的发病率较高，而夏威夷人、新西兰人发病率较低。就我国民族来讲，维吾尔族、蒙古族、回族发病率高，而藏族、苗族、彝族发病率较低。宫颈癌的发病也有一定的地区分布，发展中国家高于发达国家,比如亚洲、非洲、中美洲、南美洲发病率高于北美等一些发达国家。从一些地区区域来讲,农村高于城市、山区高于平原、内地高于沿海。从我国发病情况来看,宫颈癌的高发地区主要在内蒙古、山西、陕西、湖南、湖北等地。发达国家的发病率低于发展中国家,在很大程度上取决于对宫颈癌前病变的早期诊断和治疗。近年,年轻的宫颈癌患者有明显上升趋势,其原因可能与人乳头状瘤病毒(HPV)感染增加有关。因此,就某种意义上而言,宫颈癌是一种感染性疾病。

宫颈癌是否可以预防

约 90% 以上的宫颈癌患者均伴有人乳头状瘤病毒(HPV)感染,而且临床资料显示,从宫颈癌前期病变进展为宫颈癌大约需要数年到数十年的时间。从这个角度来看,宫颈癌是一种可预防的疾病。预防的关键在于:注意性生活卫生,避免性生活紊乱;晚婚、少育;定期进行宫颈细胞学/HPV 检测;及时发现和治疗宫颈癌前期病变,终止其向宫颈癌的发展。

宫颈癌生存期和哪些因素相关

宫颈癌的生存期和多种因素有关。目前认为,临床分期、肿瘤分级及淋巴转移是影响宫颈癌预后的重要因素。即临床期别较晚、癌组织细胞分化差(恶性程度高)及淋巴结有转移者生存期短。还有其他的影响因素,如治疗方法、手术标本切缘、远处转移情况、癌组织生长形态和细胞类型及年龄等。

病毒感染与宫颈癌的发病有关吗

根据国内外有关资料,认为宫颈癌的发病可能与病毒感染有密切关系。近来已肯定某些病毒能诱发动物肿瘤,国内外一些研究表明,人乳头状瘤病毒(HPV)对各类宫颈癌组织进行 HPV 抗原性检测,均提示宫颈癌的发病与 HPV 感染有关,HPV6、11、42 型致癌的危险性小,所致的病变以宫颈上皮内瘤样病变 I~II级为多见,病变多能自然消退;HPV31、32、33、35、51 型有中度致癌危险;HPV16、18、45、58、56 有高度致癌危险。另外,血清学研究发现,在子宫颈癌患者中,人类疱疹病毒 II 型(HSV2)与宫颈癌的发生有关。人类疱疹病毒 II 型的抗体阳性率高达 80% 左右,而正常妇女阳性率仅 30% 左右。Nobmias 等普查一般人群中人类疱疹病毒 II 型的感染率为 0.10%~0.15%,而宫颈癌前期病变和癌患者中则明显增加。通过对女性生殖道有人类疱疹病毒 II 型感染患者的随访,发现宫颈癌的发生率较对照组高 6 倍。此外,人类巨细胞病毒(CMV)也被认为与宫颈癌的发生有关。因此,病毒感染成为近年来研究宫颈癌发病原因的重要课题之一。

052

性行为与宫颈癌的发生有关吗

很早以前人们就发现在修女中宫颈癌极罕见,许多研究指出宫颈癌多发生于已婚妇女,未婚者发生极少,说明它与性生活密切相关。过早性生活(≤16 岁)、早婚(≤20 岁)及性生活紊乱者,多个性伴侣或性伴侣有多个性伴侣及性伴侣有宫颈癌者,宫颈癌的发病率高。因为:① 少女的宫颈组织细胞尚未发育成熟,对外界致病和促癌物质敏感,在一些物质(例如精子、阴道毛滴虫、人乳头状瘤病毒、单纯疱疹病毒等)的刺激下,易发生癌变。② 精子进入阴道后产生一种精子抗体,此抗体一般要在 4 个月左右方能消失。若性伴侣多,性交过频,则会产生多种抗体(异性抗体),在短时间内进入女子体内,从而干扰了产生精子的抗体反应,容易罹患宫颈癌。多个婚外性伴侣意味着增加致癌因子入侵的机会。资料表明,有多个性伴侣的妇女患宫颈癌的危险性比 1 个性伴侣者高 2~3 倍以上。

另外,一些学者对比了宫颈癌及健康妇女配偶的性行为及其他行为方面的特点,以研究男性在宫颈癌发病中的作用。宫颈癌患者配偶的性伴侣数较对照组健康妇女配偶的性伴侣数为多;宫颈癌患者的配偶大多有各种性病史,包括生殖器疣、淋病、生殖器疱疹;而配偶经常用避孕套的妇女则宫颈癌危险性低。另外,男性阴茎癌患者的妻子较其他妇女患宫颈癌的危险性高 3~6 倍,其次前妻患宫颈癌的男性,其现在妻子患宫颈癌的危险较对照组妇女高 2 倍。包皮环切者的妻子宫颈癌的相对危险性很低。由此可见,性行为特点与宫颈癌的发生有着密切的关系。

杜绝经期及产褥期性生活有助于防止宫颈癌吗

经常经期性交、产期性交及过早分娩、频繁生产、多次生产也是宫颈癌发病的重要因素。这是由于多次妊娠分娩对宫颈的刺激和损伤致使宫颈上皮发生异常增生,进而可发展为子宫颈癌。

哪些子宫颈慢性疾病与宫颈癌有关

子宫颈慢性疾病,主要指宫颈糜烂(中、重度),慢性宫颈炎,宫颈湿疣等。这些疾患与宫颈癌的发生关系密切,当宫颈糜烂合并其他危险因素时,发生宫颈癌的相关危险性更高。宫颈癌的发生宫颈糜烂的存在关系密切,患有宫颈糜烂者,宫颈癌的发病率较高。根据林巧稚等分析,有宫颈糜烂的妇女,宫颈癌发生率为 0.73%,显著高于无宫颈糜烂妇女的 0.10%。

宫颈癌与卫生习惯有关吗

不良卫生习惯,如外阴不清洁、不注意经期卫生、配偶包皮垢等,与宫颈癌发生增加有关。所以,月经期要禁止性生活,而平时,尤其是在性生活前,一定要注意外阴和阴道的卫生,性伴侣一定要注意清洗包皮垢内隐藏的"隐患"。

避孕药与宫颈癌的发生有关吗

目前为止,还没有流行病学依据阐明任何一种激素与宫颈癌的发生在病因上的因果关系。但在一些研究中发现,宫颈癌与口服避孕药之间存在一定联系,特别是在一些长期服用口服避孕药的妇女中,宫颈癌发生率略高,机制尚不十分清楚。也有人持反对意见。屏障避孕法减少宫颈与阴茎的直接接触,在一定程度上对宫颈癌的发生起到保护作用。

吸烟与宫颈癌的发生有关吗

国际癌症研究中心日前发布最新研究结果认为，吸烟不但能够导致肺癌，而且能够导致胃癌、肝癌、宫颈癌、肾癌以及髓细胞性白血病等多种癌症。国际癌症研究中心召集来自 12 个国家的 29 名专家就癌症病因等问题进行了专题探讨。专家们在对大量病理分析及临床数据研究分析后认为，主动吸烟和被动吸烟都能引发癌症。此外，吸烟导致癌症的种类远比人们过去知道的多得多，特别是一些常见癌症的发病都与吸烟有直接关系。由于吸烟者患宫颈癌的机会比不吸烟者高 2 倍，推测可能与烟草燃烧产物尼古丁和烟酸有关。所以只要戒烟就能减少罹患癌症的危险，而且越早戒烟对其身体越有好处。

哪些营养物质缺乏与宫颈癌有关

有研究表明，营养与宫颈癌可能存在间接联系，胡萝卜素、维生素 E、维生素 C 摄入不足以及叶酸缺乏与宫颈上皮内瘤样病变和宫颈癌的发病有一定关系。

男性阴茎癌与宫颈癌有关吗

阴茎癌与宫颈癌，两者具有相似的病毒病因。这里有一个高危男子的概念，凡有阴茎癌、前列腺癌或其前妻曾患宫颈癌者均为高危男子。与高危男子有性接触的妇女易患宫颈癌。

宫颈在组织学方面有哪些特殊性

宫颈上皮是由宫颈阴道部鳞状上皮和宫颈管柱状上皮组成。宫颈阴道部鳞状上皮由深至浅可分为 3 个带：基地带、中间带和浅表带。基地带由基底细胞和旁基底细胞组成，基底细胞为储备细胞，无明显细胞增殖表现，但在某些因素刺激下可以增生分化为成熟鳞状细胞，也可以增生成为不典型鳞状细胞。中间带和浅表带为完全不增生的分化细胞。宫颈管柱状上皮为分化良好细胞，而柱状上皮下细胞为储备细胞，具有分化和增生能力。宫颈鳞状上皮与柱状上皮交接部称为鳞柱交接部。根据其形态发生学变化分为原始鳞柱交接部和生理鳞柱交接部，两者之间的区域称为移行带区。移行带是宫颈癌的好发部位，因为移行带未成熟的组织转化（化生）鳞状上皮代谢活跃，在一些因素（如人乳头状瘤病毒、滴虫、精子或精液组蛋白等）的刺激下，可发生细胞分化不良、排列紊乱、细胞核异常、有丝分裂增加，形成宫颈上皮内瘤样病变，也可直接形成宫颈浸润癌。

什么叫宫颈上皮内瘤样病变

宫颈上皮内瘤样病变（CIN）是一组疾病的统称，包括宫颈鳞状上皮不典型增生及原位癌。有学者认为，宫颈不典型增生和原位癌属同一个上皮变化谱，两者有连续关系，只是程度不同。根据细胞的异常程度，宫颈上皮内瘤样病变可分为 3 级：Ⅰ级，轻度宫颈上皮不典型增生；Ⅱ级，中度宫颈上皮不典型增生；Ⅲ级，重度宫颈上皮不典型增生和（或）子宫颈原位癌。

宫颈上皮内瘤样病变的病理特点是：不典型增生表现

为底层细胞增生,而且细胞排列紊乱及细胞核增大、浓染,染色质分布不均匀等核异质改变。

CIN Ⅰ级,轻度不典型增生:上皮细胞排列稍紊乱,细胞轻度异型性,仍保持细胞极性,细胞异常增生局限于上皮层的下 1/3。

CIN Ⅱ级,中度不典型增生:上皮细胞排列紊乱,异型性明显,异型上皮占据上皮层的 2/3。

CIN Ⅲ级,重度不典型增生:几乎全部上皮极性紊乱或极性消失,细胞显著异型性和原位癌已不易区别。

宫颈原位癌:癌变局限于上皮层内,细胞核肥大深染,大小不一,形态不规则,核仁明显,核分裂象易见。这种细胞间变累及上皮全层,但基膜完整,无间质浸润。原位癌癌细胞可由表面沿基膜深入腺体内,至整个腺管或一部分为癌细胞所取代,但腺管轮廓尚存,腺体基膜完整,癌细胞未浸润到固有膜,这种变化称原位癌累及腺体。宫颈上皮内瘤样病变的特征是临床表现没有明显的症状,患者一般无明显不适或仅有一般宫颈炎的症状,如白带增多,偶尔也诉白带中夹有血丝或接触性出血(接触性出血是指性生活后或妇科检查时少量阴道出血),出血部位为子宫颈阴道部,其发生率<0.3%。宫颈上皮内瘤样病变无特异的体征,妇科检查通过肉眼观察往往只见到一正常的宫颈或宫颈糜烂,有时见红色斑或白色斑。红色斑是正常移形带或其前生柱状上皮。白色斑是由于角化或过度角化所致。

宫颈上皮内瘤样病变与宫颈癌有什么关系

宫颈上皮内瘤样病变(CIN)虽然没有明显的症状,但它是一种癌前病变,具有可逆性与进展性,其可逆性与进展性与病变的范围、程度有关。轻度 CIN 自然退缩及消失的可能性明显多于中、重度者;重度发展为癌的可能性则明显多于轻、中度者。影响 CIN 转归的其他因素有：年龄、身体状况、医疗条件、随访条件以及人乳头状瘤病毒(HPV)感染的种类,HPV6、11、42 型致癌的危险性小;HPV 31、32、33、35、51 型有中度致癌危险;HPV16、18、45、58、56 有高度致癌危险。

如何诊断宫颈上皮内瘤样病变

由于宫颈上皮内瘤样病变(CIN)与宫颈癌有那么密切的关系,因此 CIN 的诊断就显得十分重要了。那么,应该怎样才能做到及时诊断宫颈上皮内瘤样病变呢? 诊断宫颈上皮内瘤样病变的方法主要有:

(1)细胞学检查:是妇科普查时常规进行的一项检查,它是发现宫颈癌前期病变和早期宫颈癌的主要方法。用刮片于宫颈移行带区刮一圈,涂片染色后在显微镜下读片。我国采用的诊断标准为巴氏 5 级分类法:Ⅰ级,未见异型细胞,基本正常。Ⅱ级,细胞核普遍增大、淡染或有双核,有时染色质较多,有少许不典型细胞,属良性,多见于炎症病例。Ⅲ级,可疑癌,细胞核增大,核形可以不规则或有双核,染色深,此种改变称为"核异质",核浆比例不大。多见于不典型增生病例。Ⅳ级,高度可疑癌,细胞具有恶性变化,核大深染,核形不规则,核染色质颗粒粗,分布不均,胞质少。如涂片中癌细胞少可能为原位癌。Ⅴ级,具有典型癌细胞的特征,量多,大多为浸润癌。有学者建议,所有有性生活的妇女,应每年进行宫颈细胞学涂片检查,宫颈刮片Ⅲ级或Ⅲ级以上者,则应进行阴道镜检查及活检或宫颈管诊刮。

宫颈刮片可有5%～10%的假阴性率,临床只能作为一种筛查的方法。为了使宫颈/阴道细胞学的诊断报告与组织病理学术语一致,使细胞学报告与临床处理密切结合,1991年国际癌症协会正式采用美国制定的阴道TBS命名系统,我国也在逐步推广。TBS分类法、TBS描述性细胞病理学诊断报告中包括:为临床医师提供有关标本(涂片)质量的信息,病变的描述,细胞病理学诊断及对处理的建议。

(2)阴道镜检查:主要目的是筛查宫颈的癌前病变,确定病变范围或病变类型。阴道镜检查主要观察子宫颈阴道病变上皮血管及组织变化,对肉眼观察病灶不明显的病变可借此法检查,协助辨别子宫颈鳞柱交界部位有无异型上皮变化,并根据检查结果进行定位活组织检查以提高活检的准确率。CIN Ⅰ级常可见平坦白色增厚上皮,边界模糊,可有模糊的镶嵌;CIN Ⅱ级见边界较为清楚的突起白色上皮,鳞柱交界之转化区可见;CIN Ⅲ级则为带有增粗的点状血管和边界清楚的突起病损,有粗的点状血管和镶嵌,涂碘后不着色,偶可见异型血管的不规则构图。阴道镜不能直接诊断癌瘤,但可协助选择活检的部位进行宫颈的活检。据统计,如能在阴道镜检查的协助下取活检,早期宫颈癌的诊断准确率可达到98%左右,达到早期筛查、早期诊断、提高治愈率的目的。但阴道镜检查不能代替刮片细胞学检查及(或)组织检查,也不能发现宫颈管内的病变。

(3)宫颈活检:是确诊宫颈癌及其癌前病变最可靠和不可缺少的方法。在阴道镜下选择病变最重的部位,或在碘试验下不染色部位取材,由于病变常常是多部位的,所以应该作多点活检,包括宫颈管和移行带组织,这样才能保证不会遗漏可能存在的CIN病变。CIN病理结果为细胞不典型增生。

（4）宫颈管诊刮（ECC）：用于评估宫颈管内阴道镜看不到的区域，以明确病变或癌瘤是否累及宫颈管，尤其适用于细胞学检查多次阳性或可疑，而阴道镜检阴性或不满意，或镜下活检阴性，或未明确诊断意义的不典型腺细胞（AGCUS）。

（5）宫颈锥切：在活检不能肯定有无浸润癌时，可进行宫颈锥形切除术，包括传统的冷刀和近年流行的环形电挖术（LEEP）。锥切既是宫颈病变的诊断手段之一，也是宫颈病变的治疗方法。由于宫颈锥切是一种有创伤的检查，必须严格掌握适应证。子宫锥切的适应证是：① 细胞学检查阳性、阴道镜检查阴性或不肯定；宫颈管诊断性刮宫阳性或不肯定；细胞学、阴道镜检和活检三者不符合或不能解释其原因；病变面积较大，超过宫颈 1/2 者。② 怀疑宫颈腺鳞癌；宫颈活检为微小浸润；怀疑或不能除外浸润癌。

宫颈上皮内瘤样病变如何治疗

由于不同的宫颈上皮内瘤样病变（CIN）发展的趋势各不相同，对不同类型的宫颈上皮内瘤样病变应施以不同的治疗。现已知道，CINⅠ级有高度自然缓解率，可以短期随访。因此，对于 CINⅠ级的患者可按炎症处理，这些患者应定期复查宫颈刮片，年轻患者、病灶小者可以随访观察。CINⅡ级病变部分可以自然缓解，但大多数会进展为 CINⅢ级。因此，对 CINⅡ级应进行物理治疗，如冷冻、电凝、激光，它们的疗效并无显著的差异。也可行锥切术，它的效果与物理治疗相似，优点是能够保留组织标本做病理检查，不会漏掉一小部分未发现的宫颈原位癌或微小浸润癌。由于大多数 CINⅢ级的病变会进展为浸润癌，故对 CINⅢ级病变者可直接行全子宫切除,年轻患者要求保留子宫者,可行宫颈锥切术。

宫颈癌有几种病理学分类

宫颈癌的病理学分类有 3 种:一种是鳞状细胞癌,一种是腺癌,另外一种是少见的鳞腺癌。以鳞状细胞癌多见,占 80%~85%,腺癌约占 15%。

什么是子宫颈鳞状细胞浸润癌

癌变突破基膜,累及间质,形成宫颈浸润癌。由于宫颈上覆盖的上皮是鳞状上皮,所以,发生在子宫颈的癌症绝大部分是鳞状上皮细胞癌,少数为腺癌。子宫颈鳞状上皮细胞癌指癌变不仅占据鳞状上皮层,而且已突破基膜侵犯间质组织,常发生在 40~50 岁妇女,平均年龄 45 岁。一般都是由子宫颈原位癌发展而来,但并不一定都经过子宫颈原位癌阶段。宫颈癌的发生有两种类型:一种为发生于年龄轻者,病史发展慢,经各个阶段逐渐发展至浸润癌。一般治疗效果好。普查可以早期发现癌前期病变及其早期宫颈癌,避免以后发生宫颈癌。另一种类型发病年龄大,对治疗反应差。

子宫颈鳞状细胞浸润癌有哪些临床表现

子宫颈鳞状细胞浸润癌的临床表现主要有:

1. 症状

早期无症状,40%~50%的患者可无临床症状,或仅有类似宫颈炎或宫颈糜烂的症状，易被忽略。一般都在妇科普查及门诊常规阴道细胞学涂片检查时发现。但是一旦出现症状，往往提示癌肿已发展到一定阶段。临床症状中最常见的是阴道出血、阴道分泌物多，癌发展到晚期多有疼痛及其他脏器转移的症状，其表现形式和程度与子宫颈癌病变的早期和病理类型有一定关系。

（1）阴道出血：发生率为40%～80%。早期一般无出血或仅有接触性出血，随着病变的发展出血增多。年轻患者常表现为月经周期缩短，经期延长或不规则出血；围绝经期患者表现为更年期月经失调；绝经后患者可有阴道出血。如遇大血管破裂，发生大出血，严重危及生命。

（2）阴道分泌物增多：占80%以上。宫颈上皮腺体受到癌细胞刺激，产生分泌物，白色黏液性，或混有血液，合并感染、坏死，分泌物脓性臭；如内生型堵塞宫口，可发生宫腔积脓、腹膜炎，甚至败血症。

（3）疼痛：多为晚期症状。癌组织压迫或侵犯盆腔的神经、大血管引起。

（4）水肿：发生于晚期，癌组织压迫髂窝淋巴或髂内、外动静脉引起血流障碍，出现下肢、外阴、腹壁水肿，末期全身营养障碍可发生全身水肿。

（5）邻近脏器侵犯：侵犯膀胱可产生尿频、血尿、尿痛、尿潴留、尿瘘症；侵犯直肠可引起腹泻、脓血便、肠梗阻及直肠阴道瘘。

（6）终末期患者可出现全身恶病质、消瘦、代谢障碍。

2. 体征

早期肉眼不能识别，局部无明显病灶，宫颈光滑或轻度糜烂。随着病变的发展可出现以下不同类型的病变。

（1）糜烂型：与宫颈糜烂相似，宫颈外口处的宫颈阴道部外观成细颗粒状的红色区,糜烂面边界与正常宫颈上皮界限清楚。糜烂面表面平坦或凹凸不平呈颗粒状,表面不平更明显者呈乳突状,也可表现为息肉样增生。

(2)外生型:癌组织向宫颈表面生长突向阴道,呈乳头状、菜花状赘生物,血管丰富易出血,合并感染时表面覆盖灰白色渗出物。

(3)内生型:向宫颈管管壁及周围组织浸润,可达子宫下段,妇科检查时可见宫颈肥大、质硬,宫颈管膨大如桶状,但外观病灶不明显或有浅表溃疡。诊断常需依靠刮取颈管组织进行细胞学及病理学检查。

(4)溃疡型:宫颈癌组织中部分由于供血不足发生营养障碍,引起坏死,继发感染,癌组织脱落形成空洞,易出血及流出恶臭分泌物。晚期癌灶浸润阴道壁,向两侧旁组织侵犯,妇科检查可扪及两侧增厚,结节状;浸润盆壁形成"冰冻骨盆"。

子宫颈鳞状细胞浸润癌经过哪些途径转移

子宫颈鳞状细胞浸润癌以直接蔓延及淋巴结转移最为多见,少数晚期肿瘤可经血行转移。直接蔓延最常见:可蔓延及阴道穹隆及阴道壁、子宫旁结缔组织及盆壁、主韧带、宫骶韧带及盆壁组织子宫内膜及子宫体。晚期可累及膀胱直肠。淋巴转移也最常见,浸润癌的癌细胞可进入淋巴管并在淋巴管内形成栓子,栓子随淋巴管进入局部淋巴结,再向淋巴管扩散。首先沿子宫旁淋巴结转移至子宫颈周围,然后达闭孔、髂内、髂外等区域,而后至髂总、骶前及腹主动脉旁淋巴结。淋巴结转移的时间、转移发生率及转移部位,以临床期别、原发病灶大小、部位、癌组织类型、癌细胞分化程度而有不同;血行转移报道较少。以低分化癌多见,主要侵犯静脉系统,肝、骨、肺、脑转移。

子宫颈鳞状细胞浸润癌的临床如何分期

采用国际妇产科协会(FIGO)于 2000 年修订的临床分期如下:

0 期	原位癌(浸润前癌)。
Ⅰ期	癌局限于宫颈(包括累及宫体)。
Ⅰa 期	肉眼未见癌灶,仅在光学显微镜下可见浸润癌。
Ⅰa1 期	间质浸润深度≤3 mm,宽度≤7 mm。
Ⅰa2 期	间质浸润深度超过 3 mm 至≤5 mm,宽度≤7 mm。
Ⅰb 期	临床可见癌灶局限于宫颈,或在光学显微镜下可见病变>Ⅰa2 期。
Ⅰb1 期	临床可见癌灶最大直径≤4 cm。
Ⅰb2 期	临床可见癌灶最大直径>4 cm。
Ⅱ期	癌灶已超出宫颈,但未达盆壁。癌累及阴道,但未达下 1/3。
Ⅱa 期	无宫旁浸润。
Ⅱb 期	有宫旁浸润。
Ⅲ期	癌肿扩散盆壁和(或)累及阴道下 1/3,导致肾盂积水或肾无功能者。
Ⅲa 期	癌累及阴道下 1/3,但未达盆腔。
Ⅲb 期	癌已达盆壁,或有肾盂积水或肾无功能者。

| Ⅳa 期 | 癌播散超出真骨盆,或癌浸润膀胱黏膜及直肠黏膜。 |
| Ⅳb 期 | 远处转移。 |

～ 子宫颈鳞状细胞浸润癌如何治疗 ～

当子宫颈浸润癌的诊断明确后,应进行临床分期,拟订最佳治疗方案。根据患者的年龄、一般情况、病灶范围、病理类型、是否存在合并症及其性质而决定。治疗方法主要是手术和放射治疗或两者联合应用。近年来,随着化疗药物的迅速发展,化疗已成为常用的辅助治疗方法,尤其晚期癌或转移癌患者。大多数专家赞成对Ⅰ期及Ⅱa期病例,无手术禁忌者多采用手术治疗;对Ⅱb期以上及有手术禁忌的Ⅰ期、Ⅱa期病例采用放射治疗。

1. 手术治疗

Ⅰa1期可行扩大全子宫切除术(即切除宫旁及阴道旁组织1 cm);Ⅰa2期行次广泛全子宫切除术(即切除主韧带≤2 cm,阴道壁组织≤2 cm),一般不需做盆腔淋巴结清扫术;子宫颈癌Ⅰb～Ⅱa期者均适合做子宫广泛切除术及双侧淋巴结清扫术。手术可以经腹或经阴道进行。

(1) 经腹子宫广泛切除术、盆腔淋巴结清扫术

适应证:子宫颈癌Ⅰb期及Ⅱa期均适合行子宫广泛切除术及双侧盆腔淋巴结清扫。Ⅱb期患者则应行放射治疗。

禁忌证:① 合并严重内科疾病的患者;② 高龄患者:一般规定70岁以上的患者尽量放射治疗;③ 极度肥胖患者。

(2) 经阴道内子宫广泛切除

适应证:① 肥胖患者;② 有严重内科合并症的患者;③ 年老患者;④ 体弱消瘦患者;⑤ 腺癌、腺鳞癌患者;⑥ 对

腹部手术有顾虑者。

2. 放射治疗

也是宫颈癌的一种主要治疗方法,包括体外照射及腔内照射两部分。各期均可进行,主要适用于Ⅱb期及以后各期宫颈癌,或有内科合并症不易手术者。腔内照射用于控制局部病灶,体外照射用以照射淋巴结及宫旁组织等处的病灶。早期病例以腔内放疗为主,体外照射为辅。晚期患者以体外照射为主,腔内放疗为辅。原则上是体外照射和腔内照射并用。腔内照射的目的是控制局部病灶,体外照射的目的则用以治疗盆腔淋巴结及宫颈旁组织等处的病灶。放射治疗常见的并发症包括放射性膀胱炎、直肠炎、肠管损伤、皮肤损伤、造血功能障碍,严重者可引起膀胱阴道瘘或阴道直肠瘘。

3. 化学治疗

宫颈癌的化疗已日益受到重视。随着动脉插管介入化疗的迅猛发展,化学治疗现已成为常用的术前及术后辅助治疗方法。

(1)单一用药:主要用于早期及预防性化疗。对宫颈癌较有效的药物有环磷酰胺(CTX)、氟尿嘧啶(5-FU)、博来霉素(BLM)、丝裂霉素(MMC)、多柔比星(阿霉素)(ADM)、甲氨蝶呤(MTX)、顺铂(DDP)。

(2)联合用药:对晚期癌、复发癌或与手术、放射治疗并用时多采用联合化学药物治疗,考虑药物的作用机制,细胞动力学特点以及毒性,可以达到既不增加药物毒性,又可提高疗效、减少耐药性的目的。我国常用的化疗方案:

• 鳞癌:① FACA方案:氟尿嘧啶(5-FU)、多柔比星(ADM)、环磷酰胺(CTX)、长春新碱(VCR)。② ACAT方案:ADM、DDP、硝卡芥。③ PVB方案:DDP、长春新碱

（VCR）。

● 腺癌：① MFP 方案：MMC、5 - FU、DDP；② CAM 方案：DDP、ADM、MTX。

（3）全身化学治疗：可采用口服、肌内注射或静脉用药。对术前杀灭肿瘤的细胞活性，术中防止血液扩散，术后杀灭残留的癌细胞，均有一定疗效。

（4）介入治疗（包括动脉插管治疗）：采用区域性动脉插管灌注抗癌药物，可以提高肿瘤内的药物浓度，使肿瘤缩小，有助于控制盆腔肿瘤，同时减少化疗药物对全身免疫系统的影响，因而可提高疗效。主要用于治疗巨大的（肿块直径≥4 cm）Ⅰb 期和Ⅱa 期子宫颈癌，也可用于治疗局部进展型（Ⅱb～Ⅳ 期）子宫颈癌。目前常用的有经腹壁下动脉、闭孔动脉、子宫动脉、髂内动脉、旋髂深动脉插管等。

除了药物灌注外还可以采用动脉栓塞化疗，将肿瘤的营养供给管栓塞，同时降低了全身药物的浓度毒副作用，提高局部药物浓度，延长药物作用的时间。

什么是宫颈癌复发

宫颈癌经放疗或手术治疗后如经过一段时间又出现阴道流出水样、血性液体、下肢水肿及疼痛、进行性消瘦等症状，并呈进行性加重，应考虑宫颈癌复发，并经病理确诊。放射治疗后复发是指治愈后 3 个月在宫颈、盆腔内或远处发现癌灶者。手术后复发是指手术治愈（指手术切除的宫旁各残端及阴道断端均未见癌细胞，而盆腔三合诊正常者）后又在阴道顶端、盆腔内或远处发现癌病灶者。

临床表现：进行性消瘦，阴道流出水样、血性液体，下

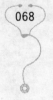
肢水肿疼痛,广泛盆腔、骶部、大腿疼痛,排尿困难,尿少或尿闭。

诊断主要依靠:① 病史;② 全身体格检查,全身器官有无病灶,腹部有无包块或肿大的淋巴结;③ 盆腔检查:病例盆腔检查易发现肿块。对可疑病灶、增生、溃疡均应活检。放射治疗病例检查困难、阴道狭窄、暴露不良者,必要时穿刺活检;④ 辅助检查:B超、排泄性尿路造影、CT、磁共振等;⑤ 病理诊断,这是最重要的诊断依据。

治疗:治疗方式选择根据复发部位、肿瘤情况和首次治疗方式而定。原则上采用放射治疗,如有盆腹腔包块,则尽可能争取剖腹手术后再行放射治疗;放射治疗后多处部位复发者,可考虑盆腔脏器扩清术。有时可考虑化疗或中医综合治疗。

预后:1年生存率为10%～15%,5年生存率小于5%。

哪些人应该做宫颈癌筛查

早婚早育,有流产史、性病史,拥有多名性伴侣的女性,都是宫颈癌的高发人群。所以有学者建议:任何有3年以上性行为或21岁以前有性行为的妇女应该开始定期做宫颈癌的筛查。也就是说只要有性生活3年,就有必要行宫颈癌的筛查,而不是过去常常认为的以年龄为标准进行检查。

如何诊断妊娠合并宫颈癌

妊娠合并宫颈癌较少见,国内报道占宫颈癌总数的

0.92％～7.05％;国外文献报道占 1.01％。患者可因先兆流产或产前出血而就诊,早孕妇女如有阴道出血应常规行窥阴器检查,若宫颈有可疑病变应作宫颈刮片细胞学检查、荧光检查、阴道镜检查、宫颈活检,以免漏诊、误诊。孕期因宫颈管生理性外翻,移行带暴露清楚,阴道镜检查比较容易观察;妊娠时不应做宫颈管刮术以免出血及羊膜破裂;为避免可能出现出血、流产及早产,孕期一般不应做宫颈锥形切除活检。但妊娠时,宫颈移行带细胞由于受高雌激素的影响而增生活跃,可出现类似原位癌的改变,需与妊娠合并宫颈原位癌相鉴别,但还有定向分化、极性还保持,这些变化随着产后雌激素水平的下降恢复正常,不必处理。

∽ 妊娠对宫颈癌有影响吗 ∽

妊娠时由于盆腔充血、淋巴流速增加,可以促进肿瘤细胞的转移;分娩时易发生癌细胞扩散、严重出血及产后感染。妊娠合并宫颈上皮内瘤样病变(CIN)及宫颈癌的治疗,应根据患者宫颈上皮内瘤样变的严重程度以及患者对胎儿的迫切性来决定。① CINⅡ、Ⅲ级合并妊娠者,经阴道分娩并不影响病灶进展,产后 CIN 的萎缩率高,不会发展为浸润癌,与分娩方式无关,产后需做阴道镜检查。② 高危 CIN合并妊娠孕 16 周内可行保守性切除,对妊娠无危险。③ 宫颈原位癌锥切治疗后不影响以后妊娠,但分娩早产儿机会稍增加。妊娠合并宫颈癌治疗,须根据癌肿发展情况和妊娠月数而定。Ⅰ期及Ⅱa 期合并早期妊娠者,可行根治术;或放射治疗,待胎儿死亡自然排出后再行根治术,或继续放射治疗。中期妊娠者行剖宫取胎,同时行根治术。各期子宫颈癌合并晚期妊娠或已临产者,均应行剖宫产术,以后再做手术或放射治疗。

有哪些因素会影响宫颈癌的预后

宫颈癌患者在接受治疗后都十分关心自己今后病情的变化,希望通过努力使病情向好的方向发展。那么,有哪些因素可以影响宫颈癌病情的发展呢? 目前公认的影响宫颈癌预后的重要因素包括:肿瘤分级、盆腔淋巴结转移、浸润深度和淋巴血管间隙的侵犯。一般来说,肿瘤的分期越早,预后越好;分期越晚,预后越差。有报道,宫颈癌的期别每早一期 5 年生存率可提高 20%。据统计,I 期患者 5 年存活率为 75%～90%,II 期为 50%～70%,III 期为 30%～35%,IV 期为 10%～15%。

宫颈癌放射治疗后的生存率、复发率、死亡率与临床分期,淋巴转移,病理组织学,癌细胞分化,肿瘤的类型、大小,患者年龄及并发症密切关系。

(1)淋巴转移:是影响预后的最主要因素,一般认为,期别与淋巴结转移呈正相关。与分期一样,分期越晚,淋巴结转移率越高,预后越差。曾有报道,有淋巴结转移者 5 年生存率为 19.1%,无淋巴结转移者 5 年生存率为 82.9%。

(2)病理组织类型:一般认为,腺癌对放射治疗不敏感,且多发生于宫颈管内,易于向宫颈旁间质深入扩散,疗效不如鳞状细胞癌,预后较差。

(3)宫颈癌的大体标本类型:外生型、菜花型癌对腔内放射治疗敏感,淋巴结转移发生晚,预后较好;内生型癌向间质浸润深,已发生早期淋巴结转移,预后较差。另外,肿瘤病灶大、癌细胞分化不良者预后差。

(4)年龄:近年来认为,年轻患者的预后较年老患者差,因年轻患者易发生淋巴结转移。国外有学者认为,宫颈癌的预后与年龄无关。年龄因素与预后的关系可能与各病例具有不同的特点而有别。

(5)并发症:最常见的并发症是贫血及感染,不论手术与放射治疗,如发生并发症,均影响预后。

宫颈癌会复发吗? 应怎样进行复查

有的宫颈癌患者在治疗后的一段时期内可有复发,主要位于阴道上 1/3 部位,大多数发生在治疗后 2 年内,少数发生在治疗后 4~5 年内。因此,宫颈癌患者在治疗后必须定期进行随访,特别是在治疗后的 2 年内应按照医师的嘱咐进行复查。

宫颈癌患者应怎样进行随诊

(1)随诊时间:宫颈癌患者经治疗后多在 2 年以内复发。少数发生在治疗后 4~5 年内,而 5 年的复发较少,因此手术后的随访非常重要。随诊时间:第 1 年内最初 3 个月每月随诊 1 次,以后每 3 个月 1 次;第 2 年半年随诊 1 次;第 3 年以后每年 1 次。

(2)随诊内容

• 全身检查:生活状态,饮食起居,询问自觉症状,有无出血、白带增多、贫血、黄疸等;检查全身各部淋巴结,肝脾有无肿大,下肢有无水肿。胸部 X 线摄片。

• 盆腔检查:同一般妇科检查。外阴、阴道、阴道穹隆,子宫旁结缔组织变化;膀胱、直肠周围组织有无增厚、硬结;阴道断端需做细胞学检查,如发现异常,必要时做活组织病理检查。根据情况做 B 超、CT、MRI 及放射性核素扫描。

怎样预防宫颈癌

一方面流行病学调查发病的高危因素、发病原因，从组织学的发病机制上进行预防；另一方面进行普查防治，早期发现癌前病变及原位癌，早期治疗进行阻断，防止向浸润癌发展。

宫颈癌的发病与结婚过早(性生活开始过早)，性生活混乱，生育过早、过多，经期及性生活不卫生，病毒感染或细菌感染发生宫颈炎症，性传播疾病，男性包皮过长、包皮垢的刺激等有关。此外，种族差异、地理环境、经济情况也与发病有关系。经期及性生活不卫生，性生活紊乱和宫颈糜烂被认为是宫颈癌的三大高危因素。因此，预防需从根本上去除病因及高危因素。

(1) 注意经期及性生活卫生，积极防治发生慢性宫颈炎的各种感染，如各种细菌、病毒、滴虫、真菌及性传播疾病的感染，阻断向宫颈癌前病变的发展。

(2) 避免性生活混乱。

(3) 积极治疗宫颈癌前疾病和癌前病变：癌前疾病包括宫颈糜烂，宫颈息肉，宫颈湿疣，宫颈白斑，宫颈裂伤等。癌前病变包括宫颈上皮非典型性增生加上原位癌，即为宫颈上皮内瘤样病变(CIN)。积极治疗癌前病变及癌前疾病、原位癌与Ⅰa期癌是预防阻断癌变及浸润癌的关键。

(4) 绝经前后妇女有不规则出血应及早就医。

(5) 提倡晚婚。

(6) 做好计划生育。

(7) 切除过长、过紧的男性阴茎包皮，避免发生包皮

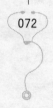

垢。不少学者研究发现,性生活时采用避孕工具,如避孕套或避孕隔膜,可以减少宫颈与阴茎直接接触的机会,以降低宫颈癌的发生。

(8) 加强围生期保健:预防难产,产时避免发生宫颈裂伤,已发生者做好缝合;接产时做好消毒,避免发生产后感染,宫颈炎及宫颈糜烂;宫腔操作也应预防感染。

(9) 普查普治:防癌普查是国内外公认的预防宫颈癌主要措施。

(10) 戒除吸烟习惯。

子宫疾病

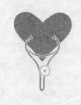

姓名 Name _____ 性别 Sex _____ 年龄 Age _____
住址 Address
电话 Tel
住院号 Hospitalization Number
X 光号 X-ray Number
CT 或 MRI 号 CT or MRI Number
药物过敏史 History of Drug Allergy

子宫肌瘤

什么是子宫肌瘤

子宫肌瘤又称子宫平滑肌瘤,是女性生殖系统常见的一种良性肿瘤。我们肉眼看到的子宫肌瘤是一个实质性的球形肿块,表面光滑或亦有凹凸。显微镜下所见,主要是由平滑肌细胞增生而成,其间夹有少量的纤维结缔组织。子宫肌瘤患者一般多无症状,少数表现为阴道出血、白带异常、腹部触及肿物以及压迫症状等。带蒂的肌瘤如发生蒂扭转或其他情况时可引起腹部疼痛。本病确切病因不明,现代医学采取性激素治疗或手术治疗,尚无其他理想疗法。但无上述症状的肌瘤对女性身体健康一般并无妨碍。

子宫肌瘤的致病因素有哪些

子宫肌瘤的发病原因很多,至今未明。在临床上,肌瘤好发于卵巢功能旺盛的育龄女性,青春期前少见,绝经后肌瘤停止生长,萎缩或者消失,提示可能与女性激素有关。肌瘤患者又常伴卵巢充血、肿大,子宫内膜增生过长,提示可能与过多雌激素刺激有关。大量的临床研究和实验结果也表明:子宫肌瘤是一种依赖于雌激素生长的肿瘤。尤其是在高雌激素水平的环境中,如妊娠、外源性高雌激素等情况下肌瘤会加速生长。另外,孕激素也刺激肌瘤细胞核分裂,促进肌瘤的生长。

～◇～ 子宫肌瘤的发病率高吗 ～◇～

子宫肌瘤的发病率为20%～40%,多见于30～50岁妇女,其中又以40～50岁最多见。本病如今却越来越多地出现在年轻女子身上,有年轻化的趋势。最为年轻的子宫肌瘤患者仅19岁。根据尸检资料,35岁以上妇女约40%以上有子宫肌瘤,但多数患者因肌瘤小、无症状,而未能发现。

～◇～ 怎么才能知道自己是否得了子宫肌瘤 ～◇～

有些肌瘤可引起一些相应的临床症状,我们可以通过以下症状和其他辅助方法来进行自查:

(1)月经改变(月经周期缩短、经期延长、经量增多),绝经后出血或接触性出血等,常常由于宫颈或宫体肿瘤所致。

(2)正常白带呈蛋清样或白色糊状,无腥臭味,量少,随着月经周期会有轻微变化,如果出现脓血性、血性、水样白带等都属于异常现象。

(3)感觉下腹坠胀、腰酸背痛、或骶尾部等疼痛,都要引起注意。

(4)长期的月经过多可导致贫血,严重时全身乏力、面色苍白。

(5)当肌瘤增长到一定程度的时候可有压迫症状,引起排尿、排便障碍。

(6)清晨,空腹平卧于床,略屈双膝,放松腹部,用双手在下腹部按触,由轻浅到重深,较大的肿物是可以被发现的。

患有子宫肌瘤的患者一般多无症状,常在体检的时候

被发现。建议有性生活的女性一般每年都应该进行妇科体
检一次,其中妇科检查和阴道超声检查就能早期发现子宫
肌瘤。

∞ 子宫肌瘤在子宫哪些部位生长 ∞

按肌瘤生长部位分为宫体肌瘤和宫颈肌瘤。

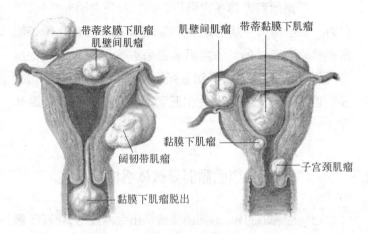

图3　子宫肌瘤

按肌瘤与子宫肌壁的关系分为3类:

(1)肌壁间肌瘤:最多见,占 60%~70%。肌瘤位于
子宫肌壁间,周围均被肌层包围。

(2)浆膜下肌瘤:占 20%~30%。肌瘤向子宫浆膜面
生长,并突出于子宫表面,肌瘤表面仅覆盖子宫浆膜。当肌
瘤继续向浆膜面生长时仅有一细长的蒂与肌壁相连,成为
一带蒂的浆膜下肌瘤。若肌瘤位于宫体侧壁向宫旁生长突
出于阔韧带两叶之间称阔韧带肌瘤。

(3)黏膜下肌瘤:较少见,占 10%~15%。肌瘤向宫
腔方向生长,突出于子宫腔内,仅为黏膜层覆盖。此瘤可使

子宫腔逐渐增大变形，并常有蒂与子宫相连，如蒂长可堵住子宫口或脱出于阴道内。

子宫肌瘤的生长部位虽有几种，但常为多发性的，即同时可存在2种或3种肌瘤。

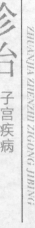

子宫肌瘤都会引起症状吗

并不是所有患有子宫肌瘤的妇女都具有明显症状，但是对于那些具有症状的妇女来说，是难以忍受的。常见的是痛经和经血过多。子宫肌瘤也会给膀胱带来很大的压力而引起尿频，或者是引起直肠压力升高导致便秘。如果子宫肌瘤生长过大，也会引起腹胀，使妇女看起来像怀孕了。

诊断子宫肌瘤时要做体格检查吗

妇科检查的时候，肌瘤的生长超出骨盆腔时，可在下腹部触及。肌壁间或黏膜下肌瘤可使子宫均匀性胀大或呈半球形突出子宫表面，多发性肌壁间肌瘤可使子宫凹凸不平，肿块硬，推动宫颈时随之移动；黏膜下肌瘤脱至宫颈口可查见或触知，较大者可脱入阴道，如不仔细检查可误诊为宫颈癌。宫颈、峡部大肌瘤可将宫体上移。浆膜下肌瘤可似卵巢纤维瘤。

子宫肌瘤治疗方法有哪些

目前子宫肌瘤治疗方法很多，有保守治疗及手术治疗等。保守治疗包括期待治疗、药物治疗、介入治疗及中药治疗。手术治疗包括肌瘤剥除术、全子宫切除术、次全子宫切除术。手术途径包括经腹、经阴道。另外还有微创手术,如腹腔镜、宫腔镜等。而介入治疗是指子宫动脉血管栓塞术。在以上治疗方法中,手术是治疗子宫肌瘤最有效的方法。

哪些子宫肌瘤患者适合期待治疗及期待治疗的注意事项有哪些

期待治疗是指定期去医院随访观察,不需要用药,主要适用于无症状的子宫肌瘤患者,尤其是子宫小于 10 ~ 12 周怀孕子宫大小者或 B 超检查单个肌瘤最大不超过 5 cm 者,比如一些患者经常规体检发现 2 ~ 3 cm 大小肌瘤,没有任何症状,则不需要过度紧张,采用期待治疗即可。每 3 ~ 6个月医院复查 1 次,进行妇科检查及 B 超检查,看子宫有无增大,肌瘤是否增多、变大。随访期间应注意有没有月经量增多、经期延长、尿频、排尿困难、下腹坠胀、疼痛等症状出现,若出现月经的改变、压迫症状或肌瘤生长速度较快则需要考虑改变治疗方案。

治疗子宫肌瘤的药物有哪些

现在临床上治疗子宫肌瘤的药物较多,主要是以对抗体内性激素,尤其是雌激素为主,它们均有各自的不良反应。此类药物主要有 3 种:促性腺激素释放激素激动剂(GnRH - a),如亮丙瑞林、曲普瑞林(达菲林)、戈舍瑞林(诺雷德)等;抗孕激素药,如米非司酮、孕三烯酮(三烯高诺酮);雄激素药,如甲睾酮、丙酸睾酮。

哪些患者适合进行药物治疗

虽然手术是治疗子宫肌瘤最有效的方法,但有些患者因暂不需要手术治疗或因某些原因不适合行手术治疗而选择行药物保守治疗。那么,适合进行药物治疗的患者有:

(1)肌瘤较大、准备手术的患者,术前用药物治疗一段时间,待肌瘤缩小后手术,可明显减少术中出血,且手术操作较容易。

(2)子宫肌瘤使月经量过多或过频造成严重贫血者,用药后造成人工绝经使出血减少,贫血得到纠正。

(3)子宫肌瘤合并不孕的患者,用药后肌瘤缩小,改善了受孕条件,使受孕率升高。

(4)近绝经期患者肌瘤不大,症状较轻,可采用促性腺激素释放激素激动剂(GnRH-a)造成绝经,使肌瘤萎缩,过渡至绝经期。

(5)子宫肌瘤患者有严重合并症者,但肌瘤所致症状较明显,则应用药物治疗控制肌瘤生长,推迟手术时间。

(6)子宫小于妊娠2个月大小,且无明显症状者可考虑先用药物治疗,定期随访。

(7)患者对手术有顾虑,不愿接受手术者,可暂行药物治疗观察肌瘤变化。

促性腺激素释放激素激动剂作用机制及有何不良反应

子宫肌瘤缩小的程度与体内雌激素下降水平有关,促性腺激素释放激素激动剂(GnRH-a)治疗子宫肌瘤就是通过抑制卵泡刺激激素(FSH)及黄体生成素(LH)分泌的作用,使体内雌二醇下降至绝经水平,造成假绝经状态借此抑制肌瘤生长并使其缩小,使月经量减少、改善贫血等症状,但肥胖者效果较差。GnRH-a可肌内注射、皮下植入或经鼻喷入,以肌内注射较为多见。一般于月经来潮第1天注射,每月1次,连续3~4个月。有报道称用药3~6个月,肌瘤体积缩小77%,症状明显好转,血红蛋白增加。

该药不良反应:主要是由于低雌激素水平所引起的类似绝经期综合征的一些症状,如潮热、燥汗、阴道干涩、情绪不稳定及骨质疏松等。

怎样预防促性腺激素释放激素激动剂的不良反应

俗话说,是药三分毒,这个毒字就是我们医学上所说的不良反应,对于促性腺激素释放激素激动剂(GnRH-a)来说,短时间应用(一般少于12周)发生上述不良反应可能性较小,有报道称用药24周的患者,骨质丢失达6%,但大部分用药者停药后一般可恢复。

在临床上目前采用应用GnRH-a的同时口服一些性激素,以预防或降低不良反应的程度,即临床上所谓的反添加疗法:① 先用GnRH-a治疗3个月使肌瘤缩小后,再与结合型雌激素倍美力0.3~0.625 mg和安宫黄体酮2.5 mg,每天1次联合使用。② 另一种是从治疗开始即采用GnRH-a与替勃龙(利维爱)2.5 mg,每天1次联合应用。

以上治疗均可不同程度地缓解GnRH-a所导致的不良反应。

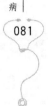

米非司酮治疗子宫肌瘤的作用机制是什么？有哪些不良反应

米非司酮是 19-去甲睾酮的衍生物，具有抗孕激素、抗糖皮质激素的作用，因子宫肌瘤的发生、生长与孕激素也有一定的关系，故对子宫肌瘤有一定的治疗作用，但其疗效不如促性腺激素释放激素激动剂（GnRH-a）。米非司酮一般于月经第 1～3 天开始服用，用量为每日服 12.5～25 mg 不等，连服 3 个月为 1 个疗程，有效率（肌瘤缩小 20%）达 85%～90%。米非司酮常见的不良反应是服药期间月经停止来潮，即闭经；少数患者出现轻度潮热；个别患者出现肝脏转氨酶轻度增高。同时，长期使用米非司酮抗孕激素药物对子宫内膜是否有致癌危险尚未明确。虽然米非司酮引起的不良反应较多，但大部分患者停药后 15～40 天即可恢复月经来潮，月经恢复后子宫肌瘤体积的变化因人而异。而肝功能异常停药后也能恢复正常。

孕三烯酮治疗子宫肌瘤的作用机制是什么？有哪些不良反应

孕三烯酮（三烯高诺酮，内美通），具有较强抗孕激素、抗雌激素及中度抗促性腺激素及轻度雄激素作用，可降低血中雌、孕激素及促性腺激素水平，从而起到治疗子宫肌瘤的作用，其治疗效果与促性腺激素释放激素激动剂（GnRH-a）相当，但不会出现人工绝经带来的不良反应。孕三烯酮的不良反应主要有体重增加、痤疮、皮脂增多症及潮热等，肝功能异常少见，该药对血脂、血糖及骨密度没有明显影响。孕三烯酮所致不良反应与剂量有关,剂量越大不良反应越重,停药后不良反应一般于 2 个月内消退。

〜〜 什么是介入治疗 〜〜

子宫肌瘤的介入治疗也就是子宫动脉血管栓塞治疗,它属于子宫肌瘤保守治疗范围。子宫肌瘤属于血供丰富的良性肿瘤,通常是 1~2 支子宫动脉分支供给 1 个肌瘤营养,没有侧支循环。故临床上通过 X 线透视引导下,应用导管选择性的插入双侧子宫动脉,注入永久性的栓塞物质,阻断子宫肌瘤的主要供血动脉,引起子宫肌瘤缺血、坏死导致瘤体萎缩,从而缓解或消除子宫肌瘤的一系列临床症状。

〜〜 子宫动脉血管栓塞治疗的 适应证及禁忌证有哪些 〜〜

子宫动脉血管栓塞治疗近年来发展较快,对于子宫肌瘤患者能否进行栓塞治疗的关键是子宫肌瘤内血供是否丰富,肌瘤若为富血管型或一般血流型则可行治疗,同时对于不愿行手术切除的黏膜下或肌壁间子宫肌瘤患者也可进行栓塞治疗。但非富血管型子宫肌瘤,如浆膜下子宫肌瘤、阔韧带肌瘤,子宫肌瘤出现较大范围变性、坏死等不宜行栓塞治疗。另外,短期内子宫肌瘤增大迅速及绝经期患者必须排除恶性可能后进行栓塞治疗。

〜〜 哪些患者适合中医治疗 〜〜

中医学作为我国的传统医学,对于一部分子宫肌瘤患者能起到较好的治疗效果,尤其是较小的、无明显临床症状的子宫肌瘤。由于中医治疗起效慢、疗程长,故具备以下情况者可行中医治疗:

(1)子宫大小不超过妊娠 2.5 个月,单个肌瘤直径不超过 4 cm 者;

(2)患者无明显临床症状,如月经量多、严重贫血或无子宫肌瘤压迫症状等。

中医如何治疗子宫肌瘤

中医学将子宫肌瘤分为气滞型、血瘀型、痰湿型。

(1)气滞型治法:行气导滞,活血消癥。方药:香棱丸加减。木香 19 g、三棱 25 g、枳壳 15 g、莪术 25 g、青皮 10 g、川楝子 15 g、小茴香 15 g。月经不调者,加丹参 20 g、香附 15 g;带下过多者,加茯苓 15 g、薏苡仁 15 g、白芷 10 g;腹痛剧烈者,加延胡索 15 g、田七 15 g。

(2)血瘀型治法:活血破瘀,消癥散结。方药:桂枝 15 g、茯苓 20 g、丹皮 20 g、芍药 15 g、桃仁 15 g。月经过多或崩漏不止者,加蒲黄 15 g、五灵脂 20 g;带下过多者,加薏苡仁 15 g、白芷 10 g;腹痛剧烈者,加延胡索 15 g、乳香 15 g、没药 15 g;月经过少或闭经者,加牛膝 20 g、泽兰 15 g;包块明显,推之不移者,加逐瘀破坚药如水蛭等。

(3)痰湿型治法:理气、化痰、消癥。方药:制半夏 20 g、陈皮 15 g、茯苓 15 g、青皮 10 g、香附 10 g、川芎 15 g、三棱 15 g、莪术 25 g、木香 10 g、苍术 10 g、甘草 10 g。虚者,加党参 15 g、白术 10 g;带下色黄者,去香附、苍术,加败酱草 15 g、红藤 15 g。

治疗子宫肌瘤的中成药有哪些

中成药有桂枝茯苓丸、大黄䗪虫丸等。

（1）桂枝茯苓丸：活血化瘀，缓消肿块。主治小腹宿有癥块，按之痛，腹挛急，或经闭、腹胀痛，白带多等。

（2）大黄䗪虫丸：具有活血祛瘀，通经消痞兼清热的功效。主治瘀血内停，腹部肿块，肌肤甲错，经闭不行。

子宫肌瘤一定需要手术吗

子宫肌瘤是女性生殖器官中最常见的良性肿瘤，但并不是每个子宫肌瘤患者都需要接受手术治疗，患者进行手术治疗需要有相对的手术适应证，比如一些生长缓慢、无症状、单个、较小的肌瘤对月经、生育及健康无明显影响则无需手术；但有一些肌瘤出现明显症状，如黏膜下肌瘤，即使体积不大，由于使宫腔增大、子宫内膜面积增加，从而引起月经量过多，往往可导致严重的贫血，此种情况则需进行手术治疗。另外，由于子宫肌瘤为性激素依赖性良性肿瘤，恶变率低，绝经后随着体内雌激素的降低，肌瘤将逐渐萎缩变小，甚至消失，所以近绝经期及已绝经患者，若没有明显的症状，如肌瘤压迫膀胱造成尿频、排尿困难等症状时，则可暂时观察。

总之，对子宫肌瘤是否需要进行手术及手术方式需根据个人具体情况而定，如年龄、有无症状、肌瘤数目、部位、大小、生育要求等。

哪些子宫肌瘤患者需要行手术治疗

子宫肌瘤是否需要进行手术治疗,主要取决于患者症状、肌瘤生长速度及患者是否有生育要求等,进行手术的患者需要适合以下情况:子宫肌瘤导致月经量过多及失血性贫血,经药物保守治疗效果不佳;慢性盆腔痛、腰背痛及腹部下坠感,影响日常生活,排除其他疾病;子宫肌瘤生长部位比较特殊,如宫颈、阔韧带等,患者出现压迫症状,如压迫输尿管、膀胱而出现尿频、尿失禁等;合并子宫肌瘤的不孕不育症患者,或希望妊娠者,但根据检查结果认为子宫肌瘤可能导致流产或早产,或曾有与子宫肌瘤相关的流产及早产者;子宫肌瘤短期内增大迅速;浆膜下带蒂肌瘤发生扭转,出现突发性腹痛等症状;在其他手术时发现子宫肌瘤,在不违反医疗原则基础上,可行肌瘤剥除术;子宫肌瘤对患者造成难以解脱的精神压力和顾虑者,可行手术治疗。

手术前注意事项有哪些

(1)应做宫颈细胞学检查,排除宫颈癌及癌前病变。

(2)对于有不规则阴道出血者或月经量过多、过频的患者术前应做诊断性刮宫,排除子宫内膜病变可能。

(3)对于有严重贫血患者应给以药物纠正贫血,必要时输血治疗。

(4)对于合并有内外科疾病患者,应充分评估其手术耐受程度,请相应科室医师协助治疗,确保手术顺利进行及术后恢复。

(5)对于肿块较大、活动度差或以往有多次盆腹腔手术史者,考虑盆腔粘连严重者,术前应做静脉肾盂造影、MRI、CT 了解与周围脏器的关系,避免术中损伤周围器官。

(6) 很多患者可能是第一次手术,术前较为紧张,故应在术前与患者及家属沟通交流,告知手术方式,详细交待术中、术后可能出现的手术并发症及后遗症。术前肠道准备、皮肤准备等。

哪些患者适合经腹及经阴道子宫肌瘤剥出术

经腹子宫肌瘤剥出术即不切除子宫,保留生育功能的手术,适合于 40 岁以下、有生育要求或虽然没有生育要求但不愿切除子宫的患者。经阴道子宫肌瘤剥出术适合于带蒂黏膜下肌瘤,肌瘤的蒂根位置低、瘤蒂可在宫颈管内触及的肌瘤或宫颈肌瘤等。

经腹子宫肌瘤剥出术后复发率及妊娠率如何

经腹子宫肌瘤剥出术术后复发率一般在 20%～30%,复发率与术后随访时间的长短有关,随访时间越长其复发率也越高,有报道称肌瘤剥出术后 5 年复发率为 51%。多发性子宫肌瘤较单发肌瘤术后复发率高,这可能与手术时小的肌瘤漏剥,术后在卵巢性激素的作用下逐渐长大有关;也可能因致瘤因素持续存在,若干年以后有新的肌瘤生长。

很多子宫肌瘤患者因子宫肌瘤而不孕不育,故术后妊娠率的多少是众人关心的问题,肌瘤剥出术术后妊娠率在40%～70%,这与患者年龄、肌瘤数目、部位、大小都有密切的关系,患者年龄越大,肌瘤数目越多,其术后妊娠的概率越低,有报道认为单发肌瘤术后妊娠的概率约为多发肌瘤的 1 倍。

子宫切除手术方式有哪几种

子宫切除术可通过经腹及经阴道两种途径,即经腹子宫切除术及经阴道子宫切除术,而经腹子宫切除术又分为全子宫切除术及次全子宫切除术。全子宫切除术是指将子宫体及子宫颈全部切除,此术式现已成为常规子宫切除术式,该手术可能对患者性生活、卵巢功能等造成一定的影响;而次全子宫切除术是指切除子宫体而保留宫颈,该手术对性生活影响较小,但保留的宫颈有发生宫颈残端癌的危险。

哪些患者适合行子宫切除术呢？各手术有哪些优缺点

对于子宫肌瘤患者来说,经腹子宫切除术主要适合于没有生育要求的患者,子宫大于或等于 12 周妊娠子宫大小、月经过多伴失血性贫血、肌瘤生长过快、有膀胱或直肠压迫症状、保守治疗失败或肌瘤切除术复发者,该手术可根据手术难易度选择手术切口的大小,手术视野清晰,操作较细致,可同时处理病变的盆腔器官,但其创伤较大,恢复慢。经阴道子宫切除术适于子宫小于 12 周妊娠大小,子宫活动度较好,盆腔没有粘连或粘连较轻,无附件肿块者;个别患者如不愿腹部留下手术瘢痕或腹部过于肥胖者也可行经阴道手术。在行经阴道子宫切除术时,如果患者有膀胱、直肠膨出或合并子宫脱垂者可同时进行阴道前后壁修补术。

子宫切除术又分为全子宫切除术及次全子宫切除术两种，全子宫切除术即子宫体及子宫颈全部切除，其优点在于可免除将来发生宫颈端癌的威胁，但由于切除宫颈，使阴道缩短，失去宫颈分泌的黏液的润滑，从而影响性生活质量，同时，还可造成膀胱血管及神经损伤，膀胱功能下降，阴道穹隆脱垂的发生率增加；而次全子宫切除术是指切除子宫体而保留宫颈，适合于一般情况危急需要争取时间抢救者；患者有严重内外科合并症不能耐受时间较长的全子宫切除术者；盆腔严重粘连，切除宫颈有困难者；40岁以下年轻妇女，自愿保留宫颈者。次全子宫切除术操作简单，手术时间短，手术损伤及并发症少，对性生活、膀胱功能及盆底支持结构损伤较小，但有发生宫颈残端癌的可能，故术后必须随访宫颈情况，如每半年或者1年行宫颈细胞学检查，若术后出现不规则阴道出血或性生活后易出血，应高度警惕宫颈残端癌的发生尽快医院就诊。同时，宫颈残端癌由于术后盆腔局部解剖的改变，盆腔粘连，无论放射治疗或手术治疗均较有完整子宫者困难，而且治疗效果较差，所以术后需定期随访及时发现宫颈病变。另外，次全子宫切除术患者保留宫颈可能发生宫颈肌瘤等，因盆腔结构改变或粘连，再次手术困难较大。故选择手术方式时需根据患者个人情况选择合适的手术方式。

子宫切除术时是否同时切除卵巢

大家都知道卵巢是体内分泌雌、孕激素的器官，对于妇女有着至关重要的作用。而子宫切除术中切除卵巢，是为了预防卵巢癌的发生，但目前认为子宫切除术中保留卵巢的患者，日后发生卵巢癌的风险率低于一般人群，而术中保留的卵巢仍具有正常功能，维持至自然绝经年龄，且保留双侧卵巢的功能好于单侧。相反，切除双侧卵巢所产生的危害是非常明显的，切除卵巢后随着体内雌激素水平的降低，生殖系统、心血管系统及骨骼系统等发生一系列的改变，出现绝经期综合征、骨质疏松、促成或加重心血管疾病（高血压、动脉硬化、冠心病等），可能对妇女的健康与生活质量造成严重影响，甚至缩短生命。所以，子宫切除术时若双侧卵巢正常，则应尽量保留，尤其是年轻患者。

治疗子宫肌瘤的微创手术方式有哪些

所谓微创，是指以最小的组织器官损伤、最轻的炎症反应、最理想的瘢痕愈合达到最好的治疗效果，也就是我们经常听到的腹腔镜等。与经腹手术相比较，微创手术具有较多的优势，如切口小、手术视野较好、住院天数少、失血量少、术后恢复快、盆腔粘连少等优点。近年来随着科学文化的发展，微创手术在子宫肌瘤的临床医疗上运用越来越广泛，其手术方式包括腹腔镜下子宫肌瘤剥出术、腹腔镜下全子宫切除术、腹腔镜辅助下阴式全子宫切除术、宫腔镜子宫肌瘤剥出术等。但无论是哪种手术方式，均有其一定的适应证及禁忌证，所以，医师在选择手术方法时应根据患者情况进行评估，选择最佳的手术方法。一般来说，无论是浆膜下或子宫肌壁间肌瘤，均可取得较好的治疗效果。

哪些患者不适合做腹腔镜下子宫肌瘤剥出术

子宫肌瘤患者手术方法的选择应根据肌瘤的大小、数目、肌瘤部位（如是否邻近血管、输卵管或肌瘤位置较深等）及手术者操作熟练程度等因素。以下情况不适合做腹腔镜下子宫肌瘤剥出术。

（1）散在多发肌瘤（一般多于 3 枚），由于腹腔镜手术中无法用手触及子宫，主要通过医师肉眼及器械间接发现子宫肌瘤，且腹腔镜下缝合瘤腔技术对医师要求较高，故较小且分布广泛的肌瘤可能无法全部剥除。

（2）由于腹腔镜操作空间有限，且术中出血往往较多，故子宫大于孕 20 周及单个肌瘤大于 15 cm 者不宜。

（3）患者已生育或患者要求子宫切除术。

（4）考虑恶性可能性较大者。

（5）身材矮胖者。

（6）合并其他疾病，有全麻禁忌证或不适合做腹腔镜手术，如多次腹部手术史，考虑盆腔粘连严重者。

哪些子宫肌瘤患者适合宫腔镜手术治疗

宫腔镜下子宫肌瘤切除术是指通过阴道、宫颈，将手术器械置入子宫腔切除子宫肌瘤，适合于子宫黏膜下肌瘤、子宫肌壁间肌瘤部分突向宫腔者，以及宫颈肌瘤。但由于宫腔空间有限，所以肌瘤较大者（一般大于 5 cm）不适合做宫腔镜手术，同时应注意若肌瘤较大，可在 B 超及腹腔镜监护下手术，这将大大提高手术的安全性，避免子宫穿孔的风险。另外，生殖道有炎症、有宫颈手术史（宫颈瘢痕）及合并有内外科疾病不能耐受手术者不宜做宫腔镜子宫肌瘤切除术。

宫腔镜下子宫肌瘤切除术有哪些优缺点

宫腔镜下子宫肌瘤切除术也是微创手术,与经腹手术相比较,其优点在于手术时间相对较短、出血少、恢复快、无腹壁及子宫切口、无手术瘢痕的形成、不破坏子宫的正常解剖结构、降低子宫变形概率,对于有生育要求的患者,可明显提高受孕率及妊娠结局。但宫腔镜手术也存在一定的局限性,对于子宫肌瘤较大者无法进行宫腔镜手术;同时,对于宫腔存在先天性畸形或术中出血较多造成手术视野不清楚也可能中途放弃手术;另外,因为是经阴道手术,阴道内存在多种细菌,经过手术途径可能造成上行性感染,如子宫内膜炎等,严重者可造成慢性盆腔炎,故术前常规检查阴道分泌物是否正常,医师在手术过程中也要严格遵守操作规则,避免该并发症的发生。

子宫肌瘤手术患者术后如何随访

子宫肌瘤切除术患者因存在术后子宫肌瘤复发可能,故需术后每 6～12 个月复查 1 次,做 B 超及妇科检查了解有无肌瘤复发;而全子宫切除术患者保留卵巢者,则需 1 年检查 1 次,做妇科检查、B 超了解阴道残端愈合情况、有无赘生物及了解双侧卵巢大小,及时发现附件及卵巢肿块。

子宫肌瘤切除术后何时可怀孕? 有哪些注意事项

切除子宫肌瘤则有手术切口,切口愈合时间长短与切口的深浅、大小有关,故子宫肌瘤切除术后何时可怀孕应该根据切除肌瘤的类型及是否进入子宫腔内来决定。对于浆膜下子宫肌瘤,一般术后半年即可怀孕;对于肌壁间肌瘤未进子宫腔者则应在术后1年左右怀孕;而对于肌壁间肌瘤进子宫腔者,即等于切开子宫全层,则需要观察至术后2年方可考虑妊娠。同时,切除肌瘤数目较多也应该适当延迟怀孕时间。

子宫切口愈合即瘢痕的形成,瘢痕缺乏弹性,而怀孕使子宫随着孕周的增加而不断增大,当切口愈合不佳或子宫过度膨大,则有可能出现子宫肌瘤切口完全或不完全性的破裂,造成大出血,危及母亲及胎儿的生命。对于越深的子宫切口(肌壁间肌瘤进子宫腔者)风险越大,故孕期应该严密观察,注意以下几点:

(1)孕期医院建卡进行定期产检。

(2)生活作息规律,充分休息,不能过度劳累,避免腹部受压及冲撞,尤其是妊娠晚期。

(3)注意有无腹痛,若有腹痛则应医院就诊,尤其是妊娠晚期,必须警惕子宫破裂的可能。

(4)有子宫肌瘤手术史者即瘢痕子宫,对于子宫切口较浅者可阴道试产,但对于肌壁间肌瘤进腔者,则建议做剖宫产术终止妊娠,孕周一般在38~39周为宜。若孕妇坚决要求阴道试产或已有阴道分娩史者,分娩前应告知子宫破裂等风险,阴道试产过程中应严密观察产程进展、孕妇自觉症状、有无子宫压痛及血压等生命体征的改变,及时发现子宫破裂征兆,及时做手术终止妊娠并进行抢救。

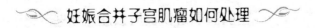

妊娠合并子宫肌瘤如何处理

一般合并子宫肌瘤的孕妇如果没有任何症状,则无需处理,定期产检并注意随访肌瘤的大小。怀孕期间子宫肌瘤较易发生红色变性（良性病变），出现腹痛、发热等症状，但无论是在妊娠期或产褥期子宫肌瘤红色变性一般采取保守治疗，绝大部分患者均能缓解，不需要手术。妊娠合并子宫肌瘤有以下几种情况需要进行手术治疗：浆膜下肌瘤发现扭转，经保守治疗无效；肌瘤嵌顿于盆腔，影响妊娠继续进行，如出现胎儿生长受限等；肌瘤压迫邻近器官，如膀胱、输尿管，出现尿频、尿急、尿失禁等症状。手术时是否终止妊娠，应根据孕妇情况及胎儿孕周来决定，若孕妇一般情况良好，胎儿孕周较小则可继续妊娠。

子宫肌瘤孕妇如何选择分娩方式

在妊娠晚期，分娩方式宜根据肌瘤大小、部位、胎儿和孕妇的具体情况而定。如果子宫肌瘤较大且较多，在分娩过程中容易出现产力的异常；如果肌瘤位置较低，如位于子宫下段，则易出现胎先露下降困难或胎位异常等。总之，在分娩期，若因子宫肌瘤而出现胎位异常、产力异常、压迫阻塞或胎先露下降困难时，应及时采取剖宫产手术结束分娩，术中及术后应该防止子宫出血。关于剖宫产时是否同时切除肌瘤或子宫，目前大部分认为妊娠子宫处于充血状态，若为肌壁间肌瘤或多发性子宫肌瘤等使子宫创面较大，术中易出血且易感染，故剖宫产术时应根据肌瘤大小、部位及患者情况而定，不能盲目行肌瘤切除术，避免造成不良后果。

子宫肌瘤患者饮食应该注意哪些

子宫肌瘤是激素依赖性肿瘤，它的发生及生长与日常饮食息息相关。因此,子宫肌瘤患者要养成良好的生活习惯,饮食需定时定量,不能暴饮暴食,饮食要清淡,多吃五谷杂粮如玉米、豆类等。坚持低脂肪饮食。常吃如花生、芝麻、瓜子等富有营养的干果类食物。不食羊肉、虾、蟹、鳗鱼、咸鱼、黑鱼等发物。忌食辣椒、麻椒、生葱、生蒜、白酒等刺激性食物及饮料。禁食桂圆、红枣、阿胶、蜂王浆等热性、凝血性和含激素成分的食品。

子宫肌瘤会恶变吗

这个问题一直是患者最关心的问题,肌瘤恶变的情况非常少见,仅为 0.4%～0.8%,发生的恶变只是子宫平滑肌瘤样变,其恶性程度比原发的子宫平滑肌肉瘤低,所以没有必要过分担心。子宫肌瘤的高发年龄半数以上在 40～50 岁,40 岁以下比较少见。

怎么知道子宫肌瘤恶变了呢

子宫肌瘤的恶变多见于年龄较大的妇女。如果肌瘤在短期内迅速增大,或伴有不规则出血应该考虑恶变可能,若绝经后肌瘤增大则恶变可能性更大。当然有一些肌瘤恶变时无任何临床症状,因此患有子宫肌瘤的患者应考虑每3～6个月随访 1 次。

子宫肌瘤不治疗会自己 消失或者变小吗

近绝经年龄的妇女,随着雌激素水平的降低,少数肌瘤可以萎缩或者消失，但并不是绝经后所有的肌瘤均会萎缩。如果有分泌雌激素的卵巢肿瘤存在或者绝经后用激素替代治疗法，有时候肌瘤反而会增大。

患有子宫肌瘤的妇女能引起不孕吗

有25%～35%的子宫肌瘤能引起不孕。其原因是由于肌瘤占据了受精卵着床的部位，阻碍受精卵着床，或由于肌瘤正好堵住子宫颈口或输卵管内口而妨碍精子进入输卵管，如果肌瘤如接近浆膜层则对妊娠影响不太大。此外，有时子宫肌瘤伴随卵巢功能失调，也可能是不孕的原因之一。

子宫肌瘤患者有生育要求怎么办

小的肌瘤对生育的影响很小，可以考虑先怀孕。有的子宫肌瘤机械性压迫子宫，使宫腔变形，阻碍胚胎发育，引起流产，如果多次流产，最好先治疗再考虑怀孕。需要治疗的女性朋友，建议应该更多地考虑对子宫的影响，保护好子宫，选择对子宫伤害小的治疗方式。

怀孕时发现有子宫肌瘤，对胎儿有什么影响

妊娠早期，由于宫腔变形，尤其是黏膜下子宫肌瘤，子宫肌瘤机械性压迫子宫，使宫腔变形，阻碍胚胎发育，引起流产。妊娠中晚期由于宫腔变形阻碍胎盘、胎儿发育，易导致早产，围产儿死亡率有所增加，也可导致胎儿畸形，但是概率很小。

子宫下段肌瘤，可发生妊娠后期及分娩时胎位异常（如臀位、横位），导致难产。

子宫肌瘤患者怀孕了怎么办

怀孕后检查出有子宫肌瘤，孕妇不必过分紧张，根据孕期和肌瘤的大小可做以下的处理。

（1）妊娠早期子宫肌瘤的处理：肌瘤较大，估计继续妊娠出现并发症的机会较多，患者如果要求做人工流产则可先终止妊娠，做肌瘤摘除术后再考虑妊娠。

（2）妊娠中期子宫肌瘤的处理：① 肌瘤直径小于 6 cm 且无明显症状者，应定期产前检查，绝大多数不需特殊处理；② 肌瘤直径大于 6 cm，随着子宫的增长，肌瘤可能迅速增大，易发生红色样变而刺激子宫收缩或有腹膜刺激出现剧烈腹痛、发热和白细胞计数增高，产科医师建议患者卧床休息及应用止痛剂、抗生素等进行保守治疗，通常疼痛可以缓解而不需手术治疗，否则需手术治疗。

（3）妊娠晚期子宫肌瘤的处理：较小的肌瘤可不予处理，观察至足月分娩。如肌瘤直径大于 8 cm，但无任何症状，可期待至足月时分娩，分娩方式以择期剖宫产为宜，根据肌瘤大小、部位和患者术中情况，做子宫肌瘤切除术或子宫切除术。

子宫肌瘤行子宫切除后影响性生活吗

很多女性由于疾病的缘故，被迫将子宫切除。她们很担心会影响到夫妻性生活。其实这种担心是多余的。首先，让我们从生理角度来分析子宫切除后会有哪些变化。

在性交初期,流到骨盆腔的血液会因为子宫切除的缘故而变少,子宫上升导致的肉体紧张感也消失了,使得性快感会变得比较不明显。子宫切除后的瘢痕,会使得骨盆腔的肌肉缺乏弹性,阴道也比较不容易扩张。在快感高潮期,子宫收缩的状况也消失了。由于子宫切除了,所以骨盆腔没有办法让血液停留时间变长,快感会比较容易消失。上述的感受对切除子宫的人来说,手术前后其实并没有生理上的差异。但是很多保守的女性,会受到自己的自卑心态影响,再加上男人的错误认知,往往使得切除子宫的女人更是绑手绑脚,一点都无法突破手术心结。其实,切除子宫后真正明显的女性身体变化是:① 切除部位只有子宫,卵巢还被继续保留,身体会继续分泌与性行为有关的激素与体液,身体的性功能与手术前完全相同,所以只要女性本身在心理上放下负担,就不会影响性生活。② 切除子宫后,由于少了妊娠的烦扰,女性在性生活中会更轻松、投入。因此切除子宫后不会影响到正常性生活。

子宫肌瘤有哪些并发症

(1)感染及化脓:肌瘤感染多系肌瘤蒂扭转或急性子宫内膜炎的后果。浆膜下肌瘤蒂扭转后与邻近器官组织粘连可发生下列情况:① 局部粘连可发生于变性区域,常与网膜粘连,或由于邻近器官的炎症引起,如输卵管卵巢炎、阑尾炎或肠道炎症;② 肌瘤与子宫附件之间可因盆腔内膜异位而发生紧密粘连;③ 由于子宫炎症造成肌瘤浆膜层全面粘连;粘连后肌瘤可完全丧失活动性。

(2)扭转:浆膜下肌瘤可在蒂部发生扭转,引起急性剧烈腹痛,可伴有恶心呕吐。多由于较大的浆膜下肌瘤附着在子宫底部而子宫颈管又较细长所致。症状、体征与卵巢囊肿蒂扭转近似,只是包块较硬。

(3) 继发性贫血:子宫肌瘤引起月经量长期增多,导致继发性贫血,甚至引起贫血性心脏病。

～ 子宫肌瘤变性是怎么回事 ～

供给肌瘤的血液不足,肌瘤由于营养缺乏,失去了原有的典型结构,可发生各种变性。这些变性主要是:

(1) 玻璃样变或透明变性:最常见,主要是肌瘤水肿、液化,为玻璃样物质所替代。

(2) 囊性变:子宫肌瘤玻璃样变继续发展,肌细胞液化坏死而形成囊腔,软如囊肿,内含清凉无色液体,也可凝固成胨胶状。

(3) 红色样变:多在妊娠期或产褥期发生。主要为血管栓塞、组织坏死、出血溶血、血红蛋白渗入而将组织染成红色。此时患者多有剧烈腹痛。

(4) 肌瘤恶性变:主要为肉瘤样变。此时子宫变软,生长快,常伴有不规则流血或月经过多。

(5) 钙化:常在脂肪变性后进一步分解成三酰甘油(甘油三酯),再与钙盐结合,沉积在肌瘤内。

～ 子宫肌瘤和子宫腺肌症是同一种病吗 ～

这是患者比较关心的问题,认识子宫肌瘤和子宫腺肌症我们必须从以下几点全面分析,以便确认病情,及时到医院就诊:子宫肌瘤又称子宫平滑肌瘤,是女性生殖器最常见的一种良性肿瘤。多无症状,少数表现为阴道出血,腹部触及肿物以及压迫症状等,如发生蒂扭转或其他情况时可引起疼痛。子宫腺肌症属于子宫内膜异位症的一种,正常的子宫内膜只在子宫腔的表面生长,如果超出这一范围向下生长,侵入了肌层,就成为一种病症。子宫腺肌症根据子宫内膜在肌层的生长方式分为弥漫性和局限性两种类型。而其中,我们经常提及的子宫腺肌瘤亦属于子宫腺肌症的一种,是局限性子宫腺肌症,子宫则多在子宫后壁呈球形增大。

子宫肌瘤很容易与子宫腺肌瘤混淆,有些夸大的宣传称子宫腺肌瘤是恶变程度较高的肿瘤,这种说法是不正确的。子宫腺肌瘤不同于子宫肌瘤之处,在于其周围无包膜存在,故与四周的肌层无明显分界,因而难以将其自肌层剥出。而且,子宫肌瘤一般情况下不发生疼痛,只有在合并子宫内膜异位症时才有痛经症状。子宫肌瘤一般无症状,常是在体检或者患者由于月经的改变、腹部有包块就诊时才查出。子宫腺肌症常常有严重的痛经,甚至使用止痛药物无法缓解。

子宫肌瘤通过B超可以明确诊断,表现为子宫增大、形态失常、周围有环状或者半环状血流信号,且子宫肌瘤患者的血清CA125通常不升高;子宫腺肌瘤子宫常常球形增大,后壁较前壁明显增厚,肌层回声不均,结节血流信号较少,呈散在星点状,子宫腺肌瘤患者的血清CA125通常明显升高。

子宫肌瘤患者是否可以上节育环

患者放置节育环前最好行B超检查,如果肌瘤没有引起宫腔变形,就可以放置;如果已经有宫腔变形,最好采用其他避孕方式。

子宫息肉会不会演变成子宫肌瘤

凡生长于宫颈、宫颈管内,或宫腔借细长的蒂附着于子宫壁内的肿块,都可称为子宫息肉。它是由于慢性炎症的长期刺激而形成的一种良性病变。子宫息肉不会演变成肌瘤,这是两种完全不同的疾病,不会相互演变。

子宫肌瘤患者用避孕药,好还是不好

关于口服避孕药与子宫肌瘤的关系,虽然被广泛研究,但仍存在分歧。与从未使用口服避孕药者比较,使用过口服避孕药的对象患子宫肌瘤的风险比例有所增高。经研究调查发现,当前使用口服避孕药的妇女子宫肌瘤的患病率为 5.63%,未用避孕措施和使用其他避孕方法者患病率分别为 4.16% 和 3.8%;当前使用口服避孕药组子宫肌瘤发病风险是从未使用组的 1.6 倍;既往使用口服避孕药组子宫肌瘤发病风险是从未使用组的 1.35 倍。面对林林总总的避孕方式,多数女性会选择操作简单、效果好的口服避孕药。但是,对于年过 40 岁的中年女性来说,选择口服避孕药方式时一定要留个心眼,避孕药很可能会造成内分泌失调。

怎么预防子宫肌瘤

子宫肌瘤可以预防。尤其是妇女在经期及产后要特别注意摄养,严禁房事,保持外阴和阴道清洁,心情舒畅,情绪

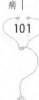

稳定,尽量减轻来自工作、学习、生活中的各种竞争压力,切忌忧思烦怒,学会自我调整,注意保暖,避免受寒、淋雨、饮用生水,劳逸适度,饮食富于营养、合理搭配、宜清淡、易消化,忌食辛辣生冷刺激性食物,保持正气充足,气血顺畅,机体健康。

子宫内膜异位症

什么是子宫内膜异位症

子宫内膜组织(腺体和间质)出现在子宫体以外部位时称为子宫内膜异位症。子宫内膜异位症为良性病变,但具有类似恶性肿瘤远处转移和种植生长的能力。其主要病理变化是异位种植的子宫内膜随卵巢甾体激素的变化而发生周期性的出血,血液、分泌液及组织碎片聚集在组织间隙内,血浆及血红蛋白缓慢吸收,病灶周围产生类似感染炎性的反应,纤维组织增生、粘连、皱褶并形成瘢痕。

子宫内膜异位症是常见病吗

子宫内膜异位症是常见的妇科疾病之一。该病的发病率近年有明显增高的趋势,估计有 3%～10%的生育年龄妇女患有此病。在不孕症患者中,25%～35%有子宫内膜异位症存在。20%～90%的慢性盆腔痛患者和 40%～60%的痛经患者患有此病。该病一般仅见于生育年龄妇女,以 25～45 岁妇女多见。绝经后或切除卵巢后异位内膜组织可逐渐萎缩吸收,妊娠或使用性激素抑制卵巢功能可暂时阻止此病的发展,故子宫内膜异位症是激素依赖性疾病。

哪些妇女容易患子宫内膜异位症

子宫内膜异位症的发生和很多因素相关:

(1)月经状况:痛经、初潮年龄和月经量的改变。初潮年龄早(≤11岁),周期短(≤27天),可增加子宫内膜异位症的发病危险。

(2)避孕措施:应用避孕药发生子宫内膜异位症的危险较低。使用宫内避孕器(IUD)是子宫内膜异位症的高危因素。

(3)妊娠:妊娠对子宫内膜异位症有保护作用。而不孕可以认为是发生子宫内膜异位症的危险因素。

(4)人工流产:可引起子宫内膜异位症的发生。

(5)环境污染、酗酒也增加子宫内膜异位症的发生风险。

子宫内膜异位症是如何发生的

子宫内膜异位症的发病机制尚未完全阐明。目前较一致的意见是用多因子的发病理论来解释其发病机制。

(1)种植学说:妇女在月经期时子宫内膜腺上皮和间质细胞可随经血倒流,经输卵管进入腹腔,种植于卵巢和盆腔腹膜,并在该处继续生长和蔓延,形成盆腔内膜异位症。

(2)血源-淋巴性散播学说:子宫内膜组织可以像恶性肿瘤一样,通过血行和淋巴向远处转移。

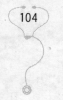

（3）医源性散播：即直接种植。多见于手术时将子宫内膜带至切口处，在该处种植形成子宫内膜异位症。

（4）子宫内膜异位症的发生还与遗传因素及免疫机制有关。

子宫内膜异位症如何分期

目前子宫内膜异位症的分期现多采用 1985 年美国生育学会（AFS）提出的"修正子宫内膜异位症分期法"。此系统是基于腹膜和卵巢种植灶的外观、大小和深度，附件粘连及其范围和类型，直肠子宫陷凹消失的程度。在该系统中，腹膜和卵巢种植灶的形态被分类为红色（红色、粉红色和透明病变）、白色（白色、黄褐色和腹膜病变）和黑色（黑色和蓝色病变）。具体是：在开腹探查或腹腔镜的直视下，详细观察内膜异位灶的大小、部位、粘连程度以及有无卵巢内膜异位囊肿等加以评分，然后根据得分总和进行临床分期。Ⅰ期（微型）1～5 分，Ⅱ期（轻型）6～15 分，Ⅲ期（中型）16～40 分，Ⅳ期（重型）＞40 分。此分期法对于评估疾病严重程度及选择治疗方案，比较和评价不同疗法的疗效方面有一定的作用。

子宫内膜异位症易发生于什么部位

子宫内膜异位症病灶的分布较广，其发生最多的部位为宫骶韧带 76%，子宫直肠陷凹 70%，卵巢 55.2%以及盆腔腹膜的各个部位及盆腔器官的表面，故有盆腔子宫内膜异位症之称。根据其发生的部位不同，可分为腹膜子宫内膜异位症、卵巢子宫内膜异位症和子宫腺肌病。

子宫内膜异位症的显微镜下表现怎样

显微镜下异位内膜组织含有 4 种成分：子宫内膜腺体、子宫内膜间质、纤维素及出血。通常需要 2 种以上的成分诊断子宫内膜异位症，因为出血发生于间质血管，有时异位组织的间质较腺体更具诊断价值。但异位内膜反复出血后，上述典型的组织结构可能被破坏而难以发现，以致出现临床和病理不一致的现象。

怎样预测子宫内膜异位症的发生

在成年妇女，如果在无痛性月经数年后出现痛经，应怀疑子宫内膜异位症。痛经常在月经来潮前出现，在经期持续存在。如果出现继发性痛经进行性加重，或与月经有关的周期性疼痛、尿路刺激征、腰骶部不适等可能发生子宫内膜异位症。

子宫内膜异位症的表现怎样

子宫内膜异位症的主要症状有慢性盆腔痛、性交痛、痛经及不孕。疼痛是子宫内膜异位症的主要症状之一，多位于下腹部及腰骶部，可放射至阴道、会阴、肛门或大腿。常于月经来潮前 1～2 天开始，经期第 1 天最剧烈，以后逐渐减轻，至月经干净时消失。这是由于在月经周期中，随卵巢分泌的雌激素不断增加，异位的子宫内膜增生、肿胀；到月经后半期，受卵巢孕激素的影响而出血，刺激局部组织，导致疼痛。如子宫内膜异位于子宫肌层时，可使子宫肌肉痉挛收缩,痛经症状更为明显。月经过后,异位子宫内膜逐渐萎缩而痛经消失。

为什么子宫内膜异位症可造成不孕

子宫内膜异位症患者不孕率可高达 40%左右。子宫内膜异位症患者不孕的原因可能与解剖结构的改变有关:一般子宫内膜异位症很少侵犯输卵管的肌层和黏膜层,故子宫输卵管造影多显示双侧输卵管通畅。但病灶的反应使盆腔内器官和组织广泛粘连,输卵管变硬僵直,影响输卵管的蠕动,从而影响卵子的捡拾和精子、受精卵的输送,如周围病变严重还可导致输卵管伞端闭锁。此外,输卵管内子宫内膜异位症病变也可直接影响生殖功能。

月经失调和子宫内膜异位症的关系如何

15%~30%的子宫内膜异位症患者表现为经量增多或经期延长,少数出现经前点滴出血。月经失调可能与卵巢实质被异位囊肿所破坏或被粘连包裹,致使卵巢功能紊乱有关,还与患者常合并有子宫腺肌瘤病或子宫肌瘤有关。

周期性膀胱刺激征和子宫内膜异位症的关系怎样

周期性膀胱刺激征可能是泌尿道子宫内膜异位症所引起的。泌尿道子宫内膜异位症包括膀胱、输尿管、尿道及肾脏子宫内膜异位症。泌尿道子宫内膜异位症约占所有子宫内膜异位症的 1.2％,其中累及膀胱者占 84％,输尿管占 15％,肾脏及尿道部位的报道少见。异位内膜侵犯膀胱,可在经期引起尿痛和尿频,但常被痛经症状所掩盖而被忽略。缓慢进行的输尿管阻塞,多由于粘连瘢痕性扭曲或达到子宫内膜异位囊肿挤压所致,而子宫内膜异位于输尿管管腔罕见,该病甚至可形成肾盂积水和继发性压迫性肾萎缩,但累及双侧肾脏罕见。

身体的其他部位会发生子宫内膜异位症吗

当身体任何部位有内膜异位种植和生长时,均可在病变部位出现相应的周期性疼痛、出血或块物增大。除了脾脏,全身各个部位、器官和组织均有可能发生子宫内膜异位症。如手术瘢痕子宫内膜异位症、肠道子宫内膜异位症、泌尿道子宫内膜异位症、肺部子宫内膜异位症及脑部子宫内膜异位症等。

没有痛经就没有子宫内膜异位症吗

痛经并非子宫内膜异位症必须具备的症状。有部分轻度子宫内膜异位症患者尚未出现临床症状如痛经等,但在进行输卵管结扎或腹腔镜检查时会发现其盆腔存在子宫内膜异位灶,因此没有痛经不能完全排除子宫内膜异位症。有的较明显的病灶,由于异位的子宫内膜活性已经丧失,病灶被结缔组织包裹或与周围脏器粘连,可以无痛经症状,较大的卵巢子宫内膜异位囊肿,由于卵巢皮质层无感觉神经,也可无痛经症状。有无痛经不是诊断子宫内膜异位症的主要依据,而且痛经的程度亦不能反映疾病的严重程度。

手术瘢痕子宫内膜异位症有哪些表现

手术瘢痕子宫内膜异位:剖宫产术后的腹壁瘢痕及阴道分娩后的会阴瘢痕子宫内膜异位症,患者有周期性瘢痕部位疼痛,并可在瘢痕深部扪及剧痛的包块,典型的外观可呈紫色,随时间的延长,包块逐渐增大,疼痛加剧,也有表现为瘢痕局部周期性出血。

子宫内膜异位症患者
体格检查有什么异常

子宫内膜异位症的体格检查随着病变部位、范围及病变程度而有所不同。典型的子宫内膜异位症在盆腔检查时,子宫多后倾固定,直肠子宫陷凹、宫骶韧带或子宫后壁下段等部位可扪及触痛性结节,卵巢子宫内膜异位囊肿时,其特点是囊壁较厚,常与子宫粘连固定并在月经期增大、月经后缩小。若病变累及直肠阴道隔,可在阴道后穹窿处扪及甚至可看到隆起的紫蓝色结节。其他部位的异位病灶如腹壁瘢痕、会阴伤口瘢痕等处在经期可见肿大的结节,月经后肿块缩小。

诊断子宫内膜异位症还需做什么检查

典型的子宫内膜异位症可通过病史、体征及妇科检查诊断。但由于子宫内膜异位症的临床表现差异较大,因此仅靠临床常规检查往往不能明确诊断,还需借助一些辅助诊断措施。

(1) CA125：子宫内膜异位症患者血中 CA125 水平升高。

(2) 子宫内膜抗体：子宫内膜异位症患者子宫内膜抗体阳性，其存在可能和不孕症有关。

(3) 芳香化酶 P450：子宫内膜组织中 P450 的表达与异位子宫内膜的种植能力有关，与 CA125、B 超、腹腔镜结合应用可提高诊断率。

(4) 影像学诊断：超声检查：通常在子宫内膜异位症Ⅲ～Ⅳ期的患者，盆腔内形成子宫内膜异位囊肿，在盆腔内可探及单个或多个囊肿，囊壁较厚且粗糙不平，多与周围组织紧密粘连。还有子宫输卵管造影、CT 和 MRI 检查也可用于协助诊断子宫内膜异位症。

(5) 腹腔镜检查：是目前诊断子宫内膜异位症的最佳方法，特别是对盆腔检查在 B 超检查均无阳性发现的不孕症或腹痛患者来说，这是唯一的手段，腹腔镜下还可对可疑病变进行活检确诊。

什么是子宫腺肌病

子宫腺肌病是指子宫内膜向肌层良性浸润并在其中弥漫性生长，其特征是在子宫肌层中出现了异位的内膜和腺体，伴有其周围的肌层细胞肥大和增生，属子宫内子宫内膜异位症，而盆腔内子宫内膜异位症则称为子宫外子宫内膜异位症。

子宫腺肌瘤与子宫肌瘤的区别是什么

少数子宫内膜在子宫肌层中呈局限性生长形成结节或团块，类似子宫肌壁间肌瘤，称为子宫腺肌瘤，是子宫内膜异位症的一种。腺肌瘤不同于肌瘤之处在于其周围无包膜,与周围肌层无明显分界,因此难以将其子肌层剥出。镜检见肌层内有呈岛状分布的子宫内膜腺体与间质。

子宫内膜异位症会恶变吗

随着子宫内膜异位症发病率的明显增加,其恶变问题应予以高度重视,所谓一般文献报道的 0.7%～1.0% 的恶变率可能是个保守的数字,恶变主要集中在卵巢,但也可在卵巢外,子宫内膜异位症患者的乳腺癌、非霍奇金淋巴瘤的患病危险亦增加,恶变发生的机制尚待研究,可能和代谢、遗传等有关。临床上出现以下情况应注意恶变可能:

(1)卵巢内膜异位囊肿过大,直径大于 10 cm 或有明显增大趋势。

(2)绝经后复发,疼痛节律改变,痛经进展或呈持续性疼痛。

(3)影像学检查发现卵巢囊肿内有实质性或乳头状结构,或病灶血流丰富。

(4)血清 CA125 过高。

子宫内膜异位症怎么治疗

子宫内膜异位症的治疗包括药物治疗和手术治疗。

子宫内膜异位症可以不用治疗吗? 能自愈吗

不管临床表现如何(生育能力下降、疼痛、无症状),应对

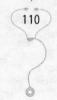

子宫内膜异位症进行治疗,因为在确诊的 1 年内有 30%～60%的患者病情会有所进展,并且无法预测哪个患者的病情会进展。但手术或药物治疗子宫内膜异位症只会获得暂时的缓解。因此治疗的目的应当是消除子宫内膜异位病变,更重要的是治疗与该疾病相关的症状(疼痛和生育能力减退)。

治疗子宫内膜异位症的药物有哪些

雌激素可刺激子宫内膜异位症的生长,可采用激素治疗方案用以抑制雌激素的合成,由此诱导异位子宫内膜种植灶的萎缩,或中断激素刺激和出血周期。子宫内膜异位种植灶对性腺垂体激素的反应方式与受到正常刺激的异位子宫内膜相似,但不完全相同。异位子宫内膜组织表现出与正常异位子宫内膜不同的组织学和生化特性。随着对子宫内膜异位症发病机制的进一步研究,有望出现新的干扰炎症、血管生成和 MMP 活性的药物,以预防或抑制子宫内膜异位症的发展。目前药物治疗的方法主要包括口服避孕药、孕激素、孕激素拮抗剂、促性腺激素释放激素激动剂、芳香化酶抑制剂、选择性雌激素受体调节剂和非激素药物治疗如细胞因子的调节、基质金属蛋白酶抑制剂。

如何手术治疗子宫内膜异位症

子宫内膜异位症的手术治疗可分为保守性手术和根治性手术。保守手术的目的:清除病灶和粘连,恢复正常解剖关系,止血,非创伤性和整形手术。手术指征有疼痛、包块及不孕。疼痛:指慢性盆腔疼痛、性交痛和痛经。包块:因卵巢异位瘤、肠或阔韧带内的异位包块,子宫直肠陷凹内的异位结节和粘连的子宫而行腹腔镜检查。保守性手术包括：腹腔镜下腹膜子宫内膜异位病灶切除术、卵巢内膜异位瘤穿刺术、卵巢异位内膜瘤开窗术、卵巢部分切除术、卵巢摘除术、骶前神经切除术、子宫骶骨神经切除术。根治性手术行全子宫及双侧卵巢切除术。

什么是子宫内膜异位症的联合治疗

子宫内膜异位症的保守治疗有 3 种方法：手术、药物抑制和两者合并应用。治疗方法的选择一般取决于疼痛、不孕和病变的严重程度。当前相当一部分患者都需要手术合并药物治疗。

腹腔镜手术能治疗子宫内膜异位症吗

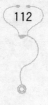

腹腔镜用于治疗子宫内膜异位症始于 20 世纪 80 年代，随着技术的进步及设备的改进，目前包括中国在内不少国家（特别是欧美等国）腹腔镜已经几乎取代常规的外科手术，对保留性的手术腹腔镜的优点更为突出，损伤小、恢复快、手术视野清晰、有利于生殖功能的恢复、住院时间短且经济。其手术的种类可分为电外科手术、热凝手术及激光手术。

为什么子宫内膜异位症会引起性交痛

30% 的患者有性交痛，是由于异位的子宫内膜使周围组织充血肿胀、纤维化粘连等，当性交时由于受阴茎的碰撞，使子宫收缩向上提升而发生疼痛。以月经来潮前与经期最为明显，且与异位灶的部位有关，多见于直肠子宫陷凹的异位病灶或因病变导致子宫后倾固定时。

怎样预防子宫内膜异位症的复发

（1）手术后药物治疗：保守性手术和卵巢功能保留性手术的患者，手术后的复发率高。手术后给予3～6个月的药物治疗可使肉眼看不见的或深部无法切除的病灶得以萎缩、退化，从而预防或延缓本病的复发。

（2）妊娠对延缓子宫内膜异位症复发的作用：妊娠虽不能阻止，但能延缓子宫内膜异位症的复发。所以对于年轻希望生育的患者，治疗的妊娠不仅满足了希望生育的愿望，还能延缓子宫内膜异位症复发。故对于进展期子宫内膜异位症患者可采用助孕技术，提高妊娠率，而达到延缓子宫内膜异位症复发的目的。

（3）子宫内膜切除术：有活性的子宫内膜细胞具有种植的能力，子宫内膜可随经血通过输卵管逆流种植，因而切除子宫内膜从而阻止子宫内膜碎片的脱落以及子宫内膜细胞种植于腹腔，而预防子宫内膜异位症的复发。

什么时候不要穿紧身裤

经期应尽量避免穿紧身裤，因为穿紧身裤可能会引起经血倒流，引发子宫内膜异位症。

放置宫内节育器会引起
子宫内膜异位症吗

使用宫内节育器是子宫内膜异位症的一个危险因素，

这与应用宫内避孕器(IUD)引起月经量增加,使其诊断率升高有关。

口服避孕药是否能降低
子宫内膜异位症的发生

一项大规模的研究发现,目前或近期应用口服避孕药的人与没有应用过口服避孕药的人相比发生子宫内膜异位症的危险较低,但停药时间较长(如2～4年以上)发生子宫内膜异位症的危险较高。这主要是由于口服避孕药使月经规则,而长期使用能使子宫内膜变薄,月经减少,减少了经血逆流的机会。

吸烟、饮酒、喝咖啡与
子宫内膜异位症有何关系

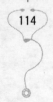

吸烟与子宫内膜异位症无关。酗酒可使子宫内膜异位症的发病危险性增加,可能与喝酒可使月经量增多并引起痛经有关。另外,每天摄入咖啡因超过30 mg时,子宫内膜异位症的发病率也会增加,因为咖啡因可改变输卵管的功能和收缩,也可能使体内雌激素升高。

手术后子宫内膜异位症会复发吗

手术治疗虽然可以使80%～90%患者的症状得到缓解,但治疗后的子宫内膜异位症复发率因手术方式不同而存在较大差异。

(1)保守性手术的复发率:保守性手术的最大缺点是

复发率较高,并且复发率随时间的推移而增加。腹腔镜保守性手术与传统的开腹保守性手术相比较,腹腔镜保守性手术和开腹保守性手术对于子宫内膜异位症有关的疼痛具有相同的治疗效果,术后的复发率相似。严重子宫内膜异位症患者开腹手术的术后深部性交痛复发率较低。卵巢子宫内膜异位症囊肿采用经阴道抽吸并用乙醇硬化治疗是安全而有效的治疗方式。然而其复发率高于囊肿切除术。

(2)保留卵巢功能手术的复发率:一般来说,子宫内膜异位症在子宫切除后的复发率明显低于保守性手术。这可能是子宫切除后消除了子宫内膜经输卵管种植到腹腔的缘故。

(3)根治性手术的复发率:手术切除子宫的同时切除或不切除卵巢常用于治疗伴有疼痛或伴有盆腔包块的子宫内膜异位症。一般认为手术切除子宫及双侧卵巢者的复发率极低或无复发。有极少数患者复发,其原因可能是由于手术后采用雌激素替代治疗所致。在重度子宫内膜异位症和广泛粘连时,即使行全子宫及双侧附件切除术,但仍可有残留而无法切除的病灶,可发生罕见的卵巢残留综合征,从而引起本病的复发。

青春期女性会患子宫内膜异位症吗

子宫内膜异位症通常发生于育龄妇女,但也有青少年发生子宫内膜异位症,尤其是合并先天性生殖道畸形者,引起经血阻塞,进而发生卵巢的典型巧克力囊肿。

青春期女性如何及早发现
子宫内膜异位症

青少年子宫内膜异位症患者常常同时会有消化道

症状,下腹部包块是长期经血倒流阻塞引起的,应提高对青少年子宫内膜异位症的认识,对于有痛经的青少年患者,仔细的盆腔检查可发现先天的发育畸形及盆腔包块。对青少年进行肛门检查是十分必要的,B超检查是无创的、很有帮助的检查,常常可帮助发现生殖道先天畸形及内膜异位症的病灶。无法确诊者还可用腹腔镜进一步检查,可以明确内膜异位症的分级及指导以后的治疗。

如何治疗青春期子宫内膜异位症

(1)手术治疗:对于有生殖道畸形的患者,进行生殖道的成形术,一方面解除经血阻塞,同时也会使子宫内膜异位症得到治疗。同时手术可发现盆腔包块,分离粘连等。腹腔镜因其是目前公认的诊断内膜异位症的金标准,且创伤小、住院时间短,是治疗青少年子宫内膜异位症的最佳术式。

(2)药物治疗:青少年患者近期没有生育要求,解除疼痛是主要的治疗目标。药物治疗方案主要有孕激素为主的口服避孕药治疗6～9个月;或应用达那唑3～6个月;促性腺激素释放激素激动剂(GnRH-a)也可应用。

青春期子宫内膜异位症的预后如何

有明确的因生殖道畸形引起病变的患者预后很好,早期发现、尽早治疗是预后的关键。对于没有明确病因的青少年患者预后各不相同,及时的诊断和治疗并不改变疾病的发展过程。

～ 怎样预防盆腔外子宫内膜异位症 ～

（1）避免在月经期和经前期性交。

（2）在做子宫输卵管造影术、宫腔镜检查和输卵管疏通时避免造成宫腔内压力过高，禁止在月经期或经前操作。

（3）阴道分娩和子宫切除时，在无探查宫腔指征时不要常规探查宫腔，手术操作宜轻柔，避免用力挤压宫腔。

（4）在进宫腔的子宫肌瘤切除术中，内膜细胞容易通过开放的血窦播散，尽量避免损伤子宫内膜，可以有效地减少内膜细胞通过这一途径播散。

（5）剖宫产术中，胎儿取出后，可将子宫移至腹腔外，以减少细胞脱落，避免蜕膜和黏膜细胞的播散。

（6）在子宫手术时，用生理盐水或林格液冲洗腹腔；阴道分娩时冲洗侧切伤口，可以减少内膜和蜕膜的播散。

（7）开腹手术时应用纱布垫保护腹壁切口及盆腔，预防内膜细胞的种植。

子宫内膜上皮内瘤样病变

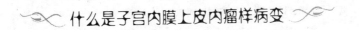

～ 什么是子宫内膜上皮内瘤样病变 ～

子宫内膜上皮内瘤样病变是指发生在子宫内膜的一组增生性病变，少数可以缓慢发展成癌。以往把子宫内膜的这种病变分为4类：增生过长、囊性增生、腺瘤样增生及不典型增生，并认为后两者为子宫内膜癌的癌前期病变。

1985年以后,分类方法改变为:子宫内膜单纯增生、复杂增生及不典型增生。其中不典型增生具有细胞异型性,在临床上具有重要意义。而单纯增生和复杂增生无细胞异型性。

子宫内膜不典型增生根据细胞异型性的程度不同而分为轻、中、重三度。子宫内膜增生的发病原因虽然尚不十分清楚,但以下现象和事实证明长期雌激素的刺激是主要发病因素。

1. 内源性雌激素

(1)不排卵:青春期、围绝经期妇女,都可有不排卵,使子宫内膜持续受雌激素作用,无孕酮对抗;也缺少周期性分泌期的转化,故长期处于增生状态。

(2)肥胖:肥胖妇女,肾上腺会分泌雄烯二酮,经脂肪内芳香化酶作用而转化为雌酮。脂肪组织越多,转化越强,结果使血中雌激素水平越高,因而造成持续性雌激素的影响。

(3)不育:由于不排卵,故多数患者不育。不育也可能促使子宫内膜增生,一般在妊娠期间胎盘可产生大量雌激素和黄体酮,使子宫内膜发生相应的妊娠期变化,分娩后则由于哺乳对垂体和下丘脑的作用又使得卵巢功能暂时处于抑制状态,因此每经1次足月妊娠,子宫内膜可免受雌激素1年或数年的刺激,而不育妇女缺乏妊娠的影响,其子宫内膜不间断地受到雌激素的刺激。

(4)多囊卵巢综合征:这种患者的卵巢滤泡持续生长,但不能成熟而排卵,因此体内雌激素维持在较高水平,而且多囊卵巢综合征患者体内雄激素水平也有增高现象,比一般人高3～4倍,而雄激素可转化为雌酮,由于长期雌激素水平高又无孕酮对抗,仍有子宫内膜不典型增生。

2. 外源性雌激素

（1）雌激素替代治疗：更年期妇女常常同时有骨质疏松、心血管等改变，应用雌激素治疗成为一种非常时髦的方法。和任何事物都具有两重性一样，雌激素治疗虽可改善更年期综合征的症状，但是单用雌激素会刺激子宫内膜增生，用药1年后，20%的妇女会有子宫内膜增生。如果长期使用而不同时联合应用孕激素就会引起严重的内膜增生，甚至会发生子宫内膜癌。

（2）他莫昔芬的应用：他莫昔芬有抗雌激素的作用，用于绝经后的乳腺癌患者。在雌激素水平低的情况下，它又具有微弱的类似雌激素的作用，故长期服用他莫昔芬，也可引起子宫内膜增生。绝经后乳腺癌患者在服用时更应加倍注意。

子宫内膜不典型增生
有哪些临床表现

（1）不规则阴道流血：是本病的主要症状，出血表现多种多样，更年期患者表现为月经紊乱、周期短、经期长，或完全不规则阴道流血。也有患者表现为月经稀少，或闭经一段时间后大量阴道出血，对这种患者往往采用调整月经周期治疗，而忽视了对病因的诊断，尤其是没有及时做组织学检查。

（2）不育症：有些患者由于长期无排卵而不育。

（3）贫血：如阴道流血量多且时间长，则有贫血发生，严重者可发生低血容量性休克。

（4）体征：全身体格检查常无特殊，阴道流血量多或流血时间长者可有贫血貌,妇科检查多无阳性发现,少数患者子宫略增大。

怎样诊断子宫内膜不典型增生

子宫内膜不典型增生的诊断主要依靠:

1. 病史

本病的主要症状是异常的阴道流血,故有下列情况时,应做进一步检查。

(1)围绝经期不规则阴道流血。

(2)绝经后阴道流血。

(3)年轻妇女持续无排卵。

(4)功能性卵巢肿瘤患者。

2. 组织学诊断

组织学检查对子宫内膜不典型增生的诊断十分重要。诊断方法包括子宫内膜活检、刮宫术及负压吸宫术。因子宫内膜不典型增生有时表现为散在及单个灶性病变,有时又与子宫内膜腺癌并存,所以必须取得整个宫腔表面的内膜组织进行诊断。刮宫术与内膜活检相比较,所刮取组织更为全面,但刮齿未到之处仍有遗漏,特别是双侧宫角及宫底部。负压吸引使内膜脱落较完全,诊断更可靠。这3种方法中以吸宫准确率最高,可结合具体情况选择。另外,绝经期妇女宫颈阴道细胞涂片发现泡沫细胞应该加以重视。

3. 其他检查

其他对诊断有帮助的检查包括:

(1)基础体温:了解有无排卵。

(2)X线、CT检查:检查垂体蝶鞍以除外脑垂体瘤。

(3)B超:了解有无多囊卵巢。

子宫内膜不典型增生与子宫内膜癌的关系如何

子宫内膜增生,特别是不典型增生与内膜癌的发生关系密切。

(1) 两者均与长期雌激素持续刺激有关。

(2) 内膜癌与内膜不典型增生在病理形态方面均表现为腺体增生,仅在增生程度及细胞分化方面有所不同,有时两者之间并没有一个截然的界限,鉴别起来有时较为困难。

(3) 子宫内膜不典型增生可发展为内膜癌。如作长期观察,可发现其中一部分内膜不典型增生患者最后演变发展为内膜癌,在有些不典型增生者,其癌变机会为正常的10倍,这个过程是缓慢的,一般要15~20年。在那些年纪大、治疗效果差,特别是合并肥胖、高血压、糖尿病的患者,应长期观察,必要时做诊断性刮宫术,反复进行病理检查。如病情反复发作应高度怀疑为子宫内膜癌。

子宫内膜不典型增生需与哪些疾病进行鉴别

子宫内膜不典型增生需与下列疾病进行鉴别:

(1) 子宫内膜不典型增生过长与早期子宫内膜癌单靠临床表现也难以鉴别,只能依靠病理检查,需注意的是子宫内膜不典型增生过长可与子宫内膜癌并存。

(2) 子宫内膜炎:本病可有不规则阴道流血,但常有发热、腹痛、白带增多。抗炎治疗后好转,阴道流血不止者可做诊断性刮宫术,明确诊断。

(3)子宫内膜息肉:增生过长的内膜增厚,肉眼可呈息肉样生长,依据病理确诊。

(4)子宫黏膜下肌瘤:患者反复阴道大量流血,妇科检查子宫可无增大,B超见宫腔内占位病变,诊断性刮宫术感到宫腔有高低不平,病理无细胞异型或增生。

怎样治疗子宫内膜不典型增生

子宫内膜不典型增生该怎样治疗呢?主要有药物治疗及手术治疗两种方法。

1. 药物治疗

(1)促排卵药物:枸橼酸氯米芬(舒经酚)及绒毛膜促性腺激素。可用于轻度不典型增生。枸橼酸氯米芬(舒经酚)用量为50~100 mg,每天1次。月经周期第5~9天服用。

(2)孕激素类药物:它是目前治疗本病疗效较好、使用最多的药物,主要抑制雌激素引起的子宫内膜增生。间质蜕膜样变,最后坏死脱落,以达到治疗目的。药物有黄体酮、安宫黄体酮、18-甲基炔诺酮。

• 轻度不典型增生:肌内注射黄体酮30 mg,周期第20天开始,共用5~7天。停药后撤退出血,使增生的内膜脱落。

• 重度不典型增生:安宫黄体酮每日10~30 mg,口服;18-甲基诺炔酮每日1~3 mg,口服;己酸孕酮500 mg,肌内注射,每周2~3次。以上药物连用3个月为1个疗程。

(3)达那唑(丹那唑):乙炔基睾丸酮的衍生物,是治疗子宫内膜异位症的常用药物。对子宫内膜有较强的抗增殖作用。每次 200 mg，每日 2 次，口服，连用 3 个月，效果较好。

（4）孕激素治疗子宫内膜不典型增生的注意事项：子宫内膜增生可以是一过性的，可由月经期内膜脱落自然消退；但另一方面也可能与内膜癌并存。因此应用激素治疗必须首先明确诊断，查明引起非典型增生的原因，如内分泌性肿瘤、多囊卵巢综合征等，同时必须进行全面刮宫，以免漏诊。有些病例经全面刮宫后增生的病变即可消失。孕激素的作用机制是使子宫内膜转化成蜕膜，而后萎缩。所以选择孕激素治疗应根据患者年龄、对生育的要求及身体状况等权衡利弊后决定。对年龄小于 40 岁、有生育要求者，需在排除内膜癌的前提下应用孕激素，治疗期间严密随访，每 1 个疗程后均应做子宫内膜的组织学及细胞学检查，以确定疗效。绝经前后的妇女，由于癌变的可能性增高，故宜采用子宫切除术。如患者不能耐受手术时，可在严密观察中试用孕激素治疗。对孕激素治疗无效的顽固性病例或停药后复发者，应警惕癌变的可能，宜行手术治疗。由于非典型增生者恶变的潜在可能大，而且重度非典型增生与高分化腺癌在鉴别上有困难，也可能两者并存，因此对轻度及中度非典型增生符合条件者行孕激素治疗，而对重度非典型增生者，因孕激素治疗效果差且恶变率高，宜行手术治疗。

2. 手术治疗

年龄 40 岁以上、无生育要求的子宫内膜不典型增生患者，一经诊断，可行子宫切除。年轻患者经药物治疗无效，可考虑手术切除。若患者年龄大于 50 岁，尚需行双附件切除术，术中送冷冻切片检查，以除外子宫内膜癌。

子宫内膜癌

什么是子宫内膜？
它的正常组织结构是怎样的

子宫壁由内向外依次分为子宫内膜层、肌层、浆膜层。子宫内膜层由腺体和间质细胞组成,并有丰富的血管及淋巴管。在儿童期子宫内膜非常薄,青春期后子宫内膜由于受到卵巢性激素(雌激素和孕激素)的影响,而发生周期性的变化,这时的子宫内膜分为功能层和基底层两层。功能层位于内膜表面,占其厚度的 2/3,受激素的影响发生周期性的变化;基底层靠近子宫肌层,占内膜的 1/3,不受卵巢性激素的影响,不发生周期性的变化,月经后由基底层再生子宫内膜。子宫内膜周期性的变化表现为月经周期,即两次月经第 1 天的间隔时间,约 28 天,包括月经期(子宫内膜的剥脱)、子宫内膜增生期(子宫内膜的再生)、分泌期(子宫内膜的转化)。雌激素可以使子宫内膜增生,孕激素可以使子宫内膜由增生期转化为分泌期。绝经后随着卵巢性激素水平的降低,使得子宫内膜变得非常薄。如果增厚就要警惕子宫内膜疾病的发生。

雌激素对子宫内膜有什么影响

雌激素主要来源于卵巢,少部分由肾上腺皮质分泌和周围组织转化而成。如上所述,子宫内膜受卵巢所分泌的雌、孕激素的调控,因为子宫内膜是雌激素的靶器官,在子宫内膜的上皮细胞和间质细胞上存在大量的雌激素受体，雌激素与内膜上的雌激素受体结合后可促进子宫内膜增生，使内膜变厚。绝经后，卵巢不再分泌雌激素和孕激素，而雌激素则由雄激素在周围组织中转化而来，主要在脂肪组织中转化。

孕激素对子宫内膜有什么影响

孕激素来源于卵巢，同样，在子宫内膜的上皮细胞和间质细胞上存在孕激素受体，孕激素与子宫内膜上的孕激素受体结合后可促进增生期的子宫内膜转化成分泌期内膜。与雌激素不同，它能限制子宫内膜增生，使增生的内膜发生分泌反应。

什么是子宫内膜增生过长

如上面讲到的，子宫内膜的组织结构及雌、孕激素对子宫内膜的影响，致使形成正常的月经周期。所以在正常有排卵的月经周期中，子宫内膜在雌、孕激素的作用下，周期性地发生增生反应、分泌反应和子宫内膜脱落，而使得子宫内膜不会发生增生过长。但当无孕激素存在时，子宫内膜长期持续在雌激素的作用下，出现子宫内膜过度增生，即所谓的"子宫内膜增生过长"。按其组织结构及细胞学特征分为"单纯增生过长"、"复杂增生过长"、"简单不典型增生过长"及"复杂不典型增生过长"。单纯增生过长和复杂增生过长无细胞异型性，而不典型增生过长具有细胞异型性，在临床上具有重要意义。其发展致癌的概率依次为 1%、3%、8% 和 29%，但多数保持稳定或退化。其内膜从增生向恶变转化的过程是缓慢的，而且受高危因素的影响，据统计，不典型增生在 10 年内约有 25％发生恶变。

什么是子宫内膜癌

子宫内膜癌发生于子宫体的内膜层，以腺癌为主，又称子宫体癌。该病是女性生殖道常见的三大恶性肿瘤之一，多见于老年妇女。腺癌是一种生长缓慢，发生转移也较晚的恶性肿瘤，但是，一旦蔓延至子宫颈，侵犯子宫肌层或子宫外，其预后极差。子宫内膜癌的确切病因仍不清楚。长期以来，已公认可能与子宫内膜增生过长有关，尤其是缺乏孕激素对抗而长期接受雌激素刺激的情况下，可能导致子宫内膜癌的发生。实验研究及临床观察结果提示，未婚、少育、不育或家族中有癌症史的妇女，肥胖、高血压、绝经延迟、糖尿病及其他心血管疾病患者发生子宫内膜癌的机会增多。

子宫内膜癌的发病情况如何

子宫内膜癌是女性生殖道常见的三大恶性肿瘤之一，占女性癌瘤的 7％，占女性生殖道恶性肿瘤的 20％～30％。其发病率有种族、地区等差异。以北美、北欧地区发病率最高，亚洲地区发病率较低。在欧美等西方国家，子宫内膜癌占女性恶性肿瘤的第 4 位，占女性生殖道恶性肿瘤第 1 位。上海居世界的第 12 位，发病率为 0.5％。子宫内膜癌虽然是预后较好的女性肿瘤之一，其 5 年生存率达 90％以上，但其发病率有明显上升的趋势，已趋于接近甚至超过宫颈癌。多发生于绝经后及围绝经期的妇女，大多数患者发病年龄

在 50～59 岁,75％发生于 50 岁以后,20％发生于 40～50
岁,5％发生于 40 岁以下,极少数发生于 20 岁左右。其中
50％可以找到发病的高危因素,这些因素包括：肥胖、糖尿
病、内源性或外源性雌激素刺激等。

子宫内膜癌是由什么原因引起的

对于子宫内膜癌来说,一般人都是只知其然而不知其
所以然,等到发生之时,才蓦然惊觉种种症状瞬间浮出水
面。而回头细思其发病原因,你又觉得如在云里雾中,难以
尽其翔实,这是因为子宫内膜癌病因颇为复杂,且病程迁延
日久,以至于各种致病因素纷纷登堂,综合杂糅。若是逐个
剔开,其病因可归结为以下 5 个。

（1）雌激素对子宫内膜的长期刺激：一般情况下,女性
如果患了无排卵型功能失调性子宫出血（功血）、多囊卵巢
综合征、功能性卵巢肿瘤等与子宫相关的疾病时,都要或多
或少地服用雌激素,时间一久,便会自然而然地刺激子宫内
膜致其病变。

（2）子宫内膜增生过长：子宫内膜增生具有一定的癌
变倾向,故而被列为癌前病变,其增生过长分为单纯型、复
杂型与不典型增生过长。单纯型增生过长发展为子宫内膜
癌约为 1％;复杂型增生过长约为 3％;而不典型增生过长
发展为子宫内膜癌约为 30％。

（3）绝经后延：据相关统计,绝经后女性发生子宫内膜
癌的危险性比常人高 4 倍,而子宫内膜癌患者的绝经年龄
一般都比正常妇女晚 6 年左右。

（4）体质因素：有资料显示,子宫内膜癌最容易发生在
肥胖、高血压、糖尿病患者身上,可见这些疾病因素在内膜

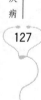

癌的诱因中是不可或缺的一份子。

(5)遗传因素：毫无疑问，任何癌症都具有一定的遗传性，子宫内膜癌当然也不能例外。据临床统计，约有 20% 的子宫内膜癌患者有家族史，且其家族史比宫颈癌高 2 倍。

以上 5 个子宫内膜癌的病因，乃是根据常规理论而得，实际生活中的病例可能由一个或多个因素诱发，非得详细检查后才能作出定论。

有哪些高危因素可以导致子宫内膜癌

有许多因素可以导致子宫内膜癌的发生，有学者将子宫内膜癌与肥胖、高血压、糖尿病同时存在称为子宫内膜癌的"三联症"。一些肥胖型糖尿病患者，其子宫内膜癌的危险性比正常人增加 2.8 倍。由此可见，肥胖、高血压及糖尿病是子宫内膜癌的高危因素。此外，长时期使用雌激素的女性也容易患子宫内膜癌。这些高危因素可能均与子宫内膜长时期受雌激素的影响有关。还有一些外界因素，如环境因素、吸烟等与子宫内膜癌的发生也有关。再就是遗传因素，约 20% 子宫内膜癌患者有家族史。

(1)肥胖：如果体重连续增加 22 千克或超过正常体重的 40%（被视为警戒值）时，就应当考虑控制体重的问题了。

(2)糖尿病：对于糖尿病患者或糖耐量不正常者，其患子宫内膜癌的危险性比正常人高出 2.8 倍。而子宫内膜癌患者中也有 3%～17% 同时是糖尿病患者。

(3)高血压：在对子宫内膜癌患者的调查中发现，约 1/3 的人患有高血压。高血压患者同时患子宫内膜癌的危险是正常人群的 1.5 倍。

（4）月经不调：子宫内膜癌患者中,月经紊乱、量多者是正常妇女的 3 倍。

（5）初潮早与绝经迟：初潮过早和绝经延迟使妇女行经年龄延长,将增加患子宫内膜癌的概率。

（6）孕产次：40 岁以下的患者中 66.4% 为未产妇。未产妇比经产妇的子宫内膜癌发生率高 3 倍。

（7）其他：多囊卵巢综合征、功能性卵巢肿瘤等疾病都会造成雌激素对子宫内膜的长期刺激,增加患病可能。

（8）长期使用雌激素也会导致子宫内膜癌发生。其危险程度与服用激素剂量的大小、服用时间的长短,是否使用孕激素,中间是否停药以及患者的特点都有关系。

哪些人易患子宫内膜癌

子宫内膜癌的发病与肥胖、糖尿病、高血压、月经失调、孕产次等一些因素有关。因子宫内膜癌的病因不明,尚无法防止发病,只有进行检查才能做到早发现、早治疗。平时应注意卫生,对绝经后出血、更年期月经紊乱以及年轻女性月经过多而治疗 2～3 个月无效者,应进行相关检查,尤其是有高危因素者,应定期进行检查。子宫内膜癌的易患人群：

（1）肥胖：子宫内膜癌患者中约有 80% 超过正常平均体重的 10%。肥胖是内分泌不平衡的表现,机体大量的脂肪增加了雌激素的储存,脂肪还利于雄激素芳香化,增加血中雌激素含量,导致子宫内膜增生甚至癌变。

（2）不育不孕是子宫内膜癌的高危因素,随着分娩次数的增多,危险性下降。因长期不排卵所引起的不孕者与生过一胎的女性相比,较易患此病。患有多囊卵巢综合征的患者也由于同样的原因容易得此病。

（3）月经失调、初潮年龄早或绝经延迟者，易患子宫内膜癌。在绝经前一段时间里，往往是处于无排卵状态，雌激素无孕激素对抗、子宫内膜增生改变所致。

（4）与饮食习惯有关。摄入脂肪及油类多者发生子宫内膜癌的相对危险性增加，而蔬菜和水果具有保护作用，使相对危险性下降。高脂肪有储存雌激素功能，将导致子宫内膜发生增生甚至转化成癌变。

（5）有些糖尿病、高血压等患者，由于长期垂体异常可致；多囊卵巢综合征、子宫内膜非典型增生症女性，体内雌激素水平过高。

（6）因各种原因长期服用外源性雌激素者，患子宫内膜癌的可能性增加。单用外源性雌激素而无孕激素对抗者，可增加发生子宫内膜癌的危险性，并与用雌激素的剂量、时间长短有关，若加用孕激素对抗，可降低其危险性。

（7）久治不愈的子宫出血，特别是绝经后的子宫出血应想到有患子宫内膜癌的可能，应赶快做妇科检查，以便及早发现、及早进行治疗。

（8）经济收入高的、受过高等教育的人与较贫穷者比较，发生子宫内膜癌的危险性高2倍。

（9）有X线暴露史者，患子宫内膜癌的概率较无X线暴露史者高；由于遗传因素的影响，子宫内膜癌的患者常有家族史、近亲肿瘤病史，所以有子宫内膜癌家族史者以及近亲肿瘤史者，其患病危险性增高。

子宫内膜增生过长会变癌吗

子宫内膜增生过长分为简单型增生过长、复杂型增生

过长和不典型增生过长。从发展为子宫内膜癌的概率来看，简单型增生过长约 1%，复杂型增生过长约 3%，不典型增生过长则高达 30%。围绝经期（更年期）妇女是子宫内膜增生过长的高发人群，如果出现月经紊乱或不规则阴道出血要及时就医，不要擅自选择激素替代疗法。不要自己乱吃止血药，以免掩盖病情。有此病的妇女，会有不规则阴道出血、月经淋漓不尽等症状。围绝经期的妇女，由于体内雌、孕激素水平的不平衡，更容易患此病。此外，肥胖、高血压、糖尿病、未婚未产的妇女及绝经后延的妇女，特别是有子宫内膜癌家族史的妇女，尤其要高度警惕，应定期行妇科检查。

∽ 为什么肥胖女性容易患子宫内膜癌 ∽

　　肥胖者容易患高血压、糖尿病、冠心病等心脑血管疾病，这是人所共知的。然而在女性，肥胖还与某些妇科肿瘤的发生有着密切联系。大量的临床资料表明，肥胖女性容易患子宫内膜癌，其发病率较正常体型女性高。肥胖，特别是绝经后肥胖，当体重超过正常的 15% 的时候，子宫内膜癌发生的危险性就会增加 3 倍。这是为什么呢？因为绝经后，卵巢功能衰退，不再分泌雌激素和孕激素，而由肾上腺分泌的雄烯二酮可在脂肪组织内经过芳香化酶的作用而转化为雌酮。雌酮的雌激素效应较雌激素强，脂肪组织越多，转化能力越强，血浆中雌酮水平也越高。子宫内膜是雌激素的靶器官之一，长期受到无孕激素拮抗的雌酮影响，可致使子宫内膜由增生到癌变。所以将肥胖、高血压和糖尿病称为子宫内膜癌三联征，可能就是因为下丘脑—垂体—肾上腺轴功能失调或代谢异常所致。

　　肥胖是子宫内膜癌的高危因素，要降低子宫内膜癌的发病率,就要控制肥胖,降低肥胖程度。一般来说,每一位肥胖妇女应该常常测血压,查血糖、尿糖。因为肥胖者若同时伴有糖尿病、高血压,这是一个患子宫内膜癌的极危险信号。这些高危人群一旦出现月经紊乱、绝经延迟或绝经后阴道异常出血,应及早去医院检查。

不孕不育与子宫内膜癌有关吗

不孕不育与子宫内膜癌的发生有一定的关系。因为一些不排卵型的不孕患者的体内孕激素的缺乏或相对不足,使子宫内膜长期受到雌激素的刺激而过度增生。这样,发生子宫内膜癌的危险性就明显升高。资料显示,子宫内膜癌患者中,15%～20%的患者有不育史;没有怀孕的妇女比生育一胎的妇女患子宫内膜癌的危险性增加1倍以上。这是因为妊娠妇女,在妊娠期胎盘可产生大量雌激素及孕激素,使子宫内膜发生相应的妊娠期改变。分娩后,由于哺乳对垂体和丘脑下部的作用,使得卵巢功能暂时处于抑制状态,这样经过一次足月妊娠,子宫内膜即可免受1年或数年的刺激。而不育妇女则缺乏妊娠的影响,子宫内膜长期不间断地受到雌激素的刺激,相应地增加了子宫内膜癌变的机会。

绝经年龄与子宫内膜癌有关吗

据文献报道,绝经年龄在52岁以上的妇女患子宫内膜癌的危险性是49岁以前绝经者的2.4倍。也就是说绝经年龄越晚则发生子宫内膜癌的概率越高。因为绝经推迟后的几年并无排卵,只是延长了雌激素的作用时间,而没有孕激素的对抗,从而使得子宫内膜持续受雌激素的影响。

为什么患多囊卵巢综合征的
女性容易发生子宫内膜癌

根据文献记载,40岁以下患子宫内膜癌的患者中,19%～25%有多囊卵巢综合征,也有人统计,患多囊卵巢综合征的女孩以后发生子宫内膜癌的可能性是正常月经同龄女孩的4倍。因为卵巢多囊、高雄激素血症、高胰岛素血症和促黄体生成激素/促卵泡激素(LH/FSH)比值增高,使子宫内膜长期受雌激素作用,缺乏孕酮调节和周期性内膜脱落,表现为不孕、月经异常、多毛、肥胖等。从而容易发生子宫内膜癌。

为什么患卵巢肿瘤时要
当心子宫内膜癌的发生

一部分卵巢肿瘤,如卵巢颗粒细胞瘤和卵巢卵泡膜细胞瘤,有5%～15%并发子宫内膜癌。表现经期延长、淋漓不尽、绝经后阴道出血等。因为这些卵巢肿瘤可以分泌雌激素,使得子宫内膜长时期受到雌激素的影响而发生病变。

围绝经期综合征患者为什么
要警惕子宫内膜癌的发生

围绝经期妇女的生活趋向稳定,加之当前经济状况逐渐好转,生活水平日益提高,日常劳动减少,能量消耗减少,休息时间增多,饮食条件越来越好,这些因素均可导致更年期肥胖。因此,步入围绝经期的妇女,要经常进行适当的体育运动,控制更年期肥胖的发生和发展,以预防子宫内膜癌的发生。围绝经期综合征患者由于是因为卵巢功能的衰退,导致出现一系列症状,如潮热、易怒、失眠、骨质疏松、心血管疾病等,严重影响其生活。因此激素替代疗法成为目前讨论的焦点。在围绝经期,为了改善围绝经期综合征的症状,服用外源性雌激素,如果没有孕激素的对抗,子宫内膜癌的发病率要增加 4～8 倍。而且与激素应用时间的长短及剂量的大小有明显关系,长时间大剂量应用比短时间小剂量应用的相对危险性增加。原因同样与雌激素有关。这里我们又要提醒大家,不要因为惧怕子宫内膜癌而拒绝治疗围绝经期综合征,因为只要合理用药、定期检查,是可以避免的。

为什么有些乳腺癌患者
要警惕子宫内膜癌

他莫昔芬(三苯氧胺)作为乳腺癌辅助治疗药物之一,它有抗雌激素作用,而同时对子宫内膜呈雌激素样作用,长期使用也可导致子宫内膜增生过长。据统计绝经后妇女内膜癌发病率增加约 1 倍。所以患了乳腺癌要接受他莫昔芬(三苯氧胺)治疗的妇女,一定要定期进行妇科检查,并行 B超检查,了解子宫内膜的厚度,预防子宫内膜癌的发生。

每天吃含有雌激素的
保健品有何危险

生理上的自然规律是不可逆的,如果人为地扭转,你有可能获得一时的青春,但其危害却是深远的,其结果有可能得不偿失。目前医学已经证实,依赖外源性雌激素的女性具有高度发生子宫内膜癌的危险,其危险与剂量大小、服用时间长短,以及是否合用孕激素、中间是否停药、患者的身体素质等因素有直接的关系。

子宫内膜癌与孕激素有关系吗

子宫内膜癌的发病与雌激素和孕激素有着密切的关系。雌激素的一个重要生理作用就是使子宫内膜的上皮细胞增生;而孕激素则可以对抗雌激素的上述作用,令内膜定期脱落,对子宫内膜具有一定的保护作用。因此,子宫内膜癌的发生,首先可能与雌激素水平过高,或者孕激素水平不足有关。可以说,其他很多子宫内膜癌的诱发因素都是建立在此基础之上的。

子宫内膜癌的危害有哪些

(1)引发月经失调:这是很显然的,几乎所有的子宫疾病都会导致月经失调,而子宫内膜癌更是尤为突出,其患者出现月经紊乱实是司空见惯之事,量多者可比正常妇女高3倍。

(2)导致绝经延迟:这倒不是显而易见之事,只是根据临床统计而言罢了,其结论证明,子宫内膜癌患者的绝经年龄较正常妇女迟6年。如此倒推回去,可知所言非假。

(3)生发多囊卵巢综合征:子宫内膜癌患者,常有不排卵现象发生,这种情况直接促使子宫内膜处于高水平、持续性的雌激素作用之下,多囊卵巢综合征便较易发生。

(4)催生卵巢肿瘤:子宫内膜癌患者一般都分泌有较高水平雌激素的颗粒细胞癌或卵泡膜细胞瘤,这些东西又进一步致使月经不调及子宫内膜增生。

　　一般来说,子宫内膜癌的危害鲜明者大体有如上几种,其余潜在性的威胁属于不确定性的范畴,实在难以一一统计。况且,癌细胞扩散之后波及的范围甚广,只有具体病症具体分析,方能对实际性的危害作出评估。

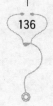

子宫内膜癌的症状是什么

　　子宫内膜癌的早期症状很不明显,一般的情况下不会被察觉,确实如果患者能够了解子宫内膜癌的早期信号,将会对治疗有很大的帮助。早期症状有:

　　(1)阴道出血:是子宫内膜癌的主要症状,常表现为绝经后又有阴道出血,量有多有少,或不规则出血。绝经前子宫内膜癌患者可表现为周期不规则,量多,经期延长。

　　(2)阴道排液:部分子宫内膜癌患者有阴道白带增多、水样,有臭味,因癌瘤溃烂而排出。如感染、白带呈脓性可致宫腔积脓,伴全身感染的症状。

　　(3)体征:早期子宫内膜癌患者妇科检查无明显异常,只是绝经后子宫不萎缩。当癌肿进一步发展,子宫可增大,质稍软,偶尔在晚期子宫内膜癌患者可见癌组织从子宫颈外口流出,白色质脆伴出血。如合并宫腔积液,有子宫增大明显、软或张力大之感。

　　(4)疼痛:子宫内膜癌继续发展,较晚期会出现疼痛症状,这是因癌组织侵犯宫旁组织,压迫神经而引起。子宫内膜癌患者主要表现为腰骶部或下腹部疼痛,呈进行性发展,较剧烈,一般止痛剂难以控制。

　　(5)子宫内膜癌患者晚期还会出现消瘦、贫血、恶病质等全身性症状。

子宫内膜癌如何诊断

诊断早期子宫内膜癌有以下几种方法：

（1）诊断性刮宫：最为重要。当怀疑有子宫内膜癌的可能时，应做分段诊断性刮宫，即先刮取宫颈管组织，然后再刮取子宫内膜。将刮取的组织分别送病理检查，以确定诊断。

（2）宫腔镜检查：是将一种特制的镜子放入宫腔进行检查。

（3）宫腔吸管：可用细的塑料吸管插入宫腔，吸出组织，进行病理检查。亦可用生理盐水注入宫腔，反复冲洗后吸出液体，进行细胞学检查。

（4）子宫碘油造影：可协助诊断。但已高度怀疑肿瘤时不可应用，以免引起肿瘤扩散。

（5）用细毛刷进入宫腔转动取出组织，送病理和细胞学检查。

总之，只要认真分析病史，进行细致的妇科检查，再加上辅助诊断方法，子宫内膜癌是不难确诊的。

患子宫内膜癌时子宫会有哪些变化

子宫内膜癌多发生于子宫底部的内膜，并且以子宫的两侧角居多，按照病变形态和范围，子宫内膜癌可分为弥漫型和局限型。

（1）弥漫型：子宫内膜大部或全部为癌组织浸润，病变可累及全部或大部分内膜，癌灶呈息肉样或菜花样，从内膜表面长出并突向宫腔内，充满宫腔甚至脱出宫颈口外，癌组织质地脆、颜色灰白，表面有时会出血、坏死、溃疡。病变可能累及内膜面较广,但是较少浸润到肌层,晚期可侵犯肌壁并扩展至宫颈管。其早期与增生的子宫内膜不容易区别。但是仔细地检查癌肿部位,可以发现,癌灶与正常的子宫内膜之间仍有界限可辨认,即癌肿的黏膜增厚、粗糙并有大小不规则的息肉样突起,而良性的子宫内膜增生则较软,表面光滑。恶性的息肉样突起体积较大,硬、质脆,表面有表浅溃疡,病变晚期有溃疡及坏死,累及整个子宫内膜;少数病例甚至可蔓延并侵入子宫颈管内膜或扩展到阴道穹窿。而良性息肉状增生的子宫内膜则仅局限于宫颈管内口以上,因为宫颈对引起这种子宫内膜增生的异常内分泌功能从不发生反应。

(2)局限型:较少见。癌肿的范围局限,多见于宫底部或宫角部,呈息肉状或小菜花状,仅累及一部分子宫内膜,外观则与弥漫型相同。表面的癌变范围不大,而往深部侵犯肌层,致使子宫体增大或坏死感染形成宫壁溃疡,甚至穿通。有时病变虽然小,但却已浸润深肌层。晚期同样有周围侵蚀或转移。局限型可表现为息肉状或菜花状、结节状。前者多见于早期病例,后者多见于晚期病例,常伴肌层浸润。息肉状癌颇似普通的良性子宫内膜息肉,但又和柔软而覆有平滑黏膜的一般良性内膜息肉不同。癌肿的息肉状赘生物体积可较大,质脆,表面常有坏死等。有时息肉状癌很小,但已全部为恶性组织,且已向深部发展或侵犯肌层。有时息肉状癌肿数目不多,可能在作诊断性刮宫时全部刮除,以致使切除子宫标本中找不到癌瘤的痕迹。

子宫内膜癌的组织分型如何

根据子宫内膜癌的组织细胞学改变可分为以下几型,也就是病理科医师在病理报告中常提及的:

（1）内膜样腺癌：为最常见的子宫内膜腺癌，占子宫内膜癌的 70%～80%。分化较好。其亚型有乳头状、纤毛细胞型、黏液型、分泌型腺癌及腺棘癌、腺鳞癌。国际妇产联盟提出内膜样腺癌三级分类法：Ⅰ级（高分化腺癌）非鳞状或桑葚状实性生长区域≤5%；Ⅱ级（中分化腺癌）非鳞状或桑葚状实性生长区域占 6%～50%；Ⅲ级（低分化腺癌）非鳞状或桑葚状实性生长区域＞50%。Ⅰ级内膜癌 5 年生存率为 89%，Ⅱ级为 73%，3 级为 61%。

（2）乳头状浆液性癌：占子宫内膜癌的 1.1%～10%，是一种高度侵袭性的子宫内膜腺癌，非常类似卵巢的浆液性乳头状癌。早期即有深肌层、血管浸润及淋巴转移，有些无明显肌层浸润时，也可能发生腹膜播散。常见于年老的晚期患者。

（3）透明细胞癌：占子宫内膜癌的 1%～5.5%。其胞质透亮，内含糖原。属于高度恶性肿瘤，早期即浸润转移，预后很差。

（4）黏液细胞癌：腺癌腺上皮细胞胞质内含黏液，占肿瘤细胞的 50%以上。

（5）鳞状细胞癌：无腺癌成分，多发生在老年妇女，预后极差。

（6）混合性癌：包括上述组织类型中的 1 种以上，并且第 2 种细胞成分至少占 10%。

（7）未分化癌：非常少见。包括小细胞、大细胞、纺锤细胞。

子宫内膜癌的临床分期和手术病理分期如何

子宫内膜癌的临床分期至今仍采用国际妇产科联盟的

临床分期,对于手术治疗的患者采用手术-病理分期。现作简单介绍(表2、表3),以便读者了解子宫内膜癌的病变进展。

表2 子宫内膜癌的临床分期

分　期	肿　瘤　范　围
Ⅰ期	癌局限于宫体
Ⅰa期	宫腔长度≤8 cm
Ⅰb期	宫腔长度>8 cm
	根据组织学分类:Ⅰa期及Ⅰb期又分为3个亚期:G_1:高分化腺癌;G_2:中分化腺癌;G_3:未分化癌
Ⅱ期	癌已侵犯宫颈
Ⅲ期	癌扩散至子宫以外盆腔内(阴道或宫旁组织可能受累),但未超出真骨盆
Ⅳ期	癌超出真骨盆或侵犯膀胱黏膜或直肠黏膜,或有盆腔以外播散
Ⅳa期	癌侵犯附近器官,如直肠膀胱
Ⅳb期	癌有远处转移

表3 子宫内膜癌手术-病理分期(FIGO,2000)

分　期	肿　瘤　范　围
Ⅰ期	癌局限于宫体
Ⅰa期	癌局限于子宫内膜
Ⅰb期	侵犯肌层≤1/2
Ⅰc期	侵犯肌层>1/2
Ⅱ期	癌扩散至宫颈,但未超越子宫
Ⅱa期	仅累及宫颈管腺体
Ⅱb期	浸润宫颈间质
Ⅲ期	癌局部和(或)区域转移
Ⅲa期	癌浸润至浆膜和(或)附件,或腹水含癌细胞,或腹腔冲洗液阳性

分　期	肿　瘤　范　围
Ⅲb 期	癌扩散至阴道
Ⅲc 期	癌转移至盆腔和（或）腹主动脉旁淋巴结
Ⅳ 期	
Ⅳa 期	癌浸润膀胱黏膜和（或）直肠黏膜
Ⅳb 期	远处转移（不包括阴道、盆腔黏膜、附件以及腹主动脉淋巴结转移，但包括腹腔内其他淋巴结转移）

子宫内膜癌是怎样转移的

子宫内膜癌主要通过直接蔓延、淋巴转移，晚期也可通过血行转移。

（1）直接蔓延：沿子宫内膜蔓延生长，向上经宫角至输卵管，向下至宫颈管蔓延至阴道，也可经肌层浸润子宫浆膜而延至输卵管、卵巢，种植于盆腔腹膜、直肠子宫陷凹及大网膜。

（2）淋巴转移：为内膜癌主要的转移途径。其转移途径与癌灶在子宫内膜的生长部位有关。宫角部的癌灶沿圆韧带扩散至腹股沟淋巴结。宫底部的癌灶沿阔韧带上部淋巴管经骨盆漏斗韧带扩散至卵巢，还可向上扩散至腹主动脉旁淋巴结。子宫下段及宫颈管癌灶可转移到宫旁、髂内、髂外和髂总淋巴结。子宫后壁癌灶可沿骶骨韧带扩散至直肠。子宫前壁的癌灶可扩散至膀胱及阴道壁。

（3）血行转移：很少见。晚期可转移至肺、肝、骨等处。

子宫内膜癌的预后如何

子宫内膜癌属于预后较好的恶性肿瘤。其预后与年龄、临床分期、病理组织学类型、组织分化程度、淋巴转移、肌层浸润、脉管浸润、腹腔细胞学、激素受体状况等有关。

　　根据子宫内膜癌的病理变化，子宫内膜癌可归为两种类型：一种主要发生在围绝经期的妇女，与高雌激素水平有关，恶性程度低，肌层浸润较少，预后好，占子宫内膜癌的65%。另一种与雌激素刺激和增生无关，恶性程度高，多发生于年龄大的绝经后患者，预后差。大致可以归类如下：

　　（1）年龄越轻，预后越好，年龄越大，预后越差。

　　（2）临床分期越高预后越差，文献报道，Ⅰ期患者的5年存活率可高达90%左右，Ⅱ期和Ⅲ期患者的5年存活率在50%左右，而Ⅳ期患者不超过20%。

　　（3）一般癌灶浸润深肌层则生存率明显下降。

　　（4）从子宫内膜癌的病理类型讲，子宫内膜腺癌Ⅰ级和Ⅱ级患者生存率较高，而腺棘癌和透明细胞癌患者生存率低。

　　（5）如果患者出现淋巴转移则5年生存率下降。

　　（6）如果患者腹腔冲洗液或腹腔积液中找到癌细胞，则生存率降低。

　　（7）高雌激素的子宫内膜癌患者预后相对好。

　　（8）如果病理科医师在病理报告单中提示孕激素受体（PR）和雌激素受体（ER）阳性，则预后相对阴性者好。

子宫内膜癌怎么还分Ⅰ、Ⅱ类

　　将子宫内膜癌分为Ⅰ、Ⅱ类是依据子宫内膜癌与雌激素的依赖程度来分的。Ⅰ类子宫内膜癌也称为雌激素依赖性肿瘤，其与内、外源性雌激素有关，多是分化较好的子宫内膜样腺癌，该类患者的雌激素受体（ER）和孕激素受体

(PR)多呈阳性反应,预后比较好。而Ⅱ类子宫内膜癌也称为非激素依赖性肿瘤,与雌激素的关系不明显,其病理类型主要是一些比较少见的如子宫内膜浆液性乳头状癌、透明细胞癌、腺鳞癌及分化不好的腺癌等,其受体检查也多呈阴性。这部分患者总数虽然不是很多,但其预后不良。

子宫内膜癌有哪些早期信号

子宫内膜癌发生于任何年龄,但基本上是一种老年妇女的肿瘤,发病年龄多在 50～59 岁,各种类型的子宫出血是子宫内膜癌最突出的症状,其临床表现主要有:

1. 阴道出血

为子宫内膜癌最主要的临床症状。表现为:

(1) 绝经后阴道出血:子宫内膜癌患者中 70%～75% 为绝经后妇女,90% 以上有阴道出血。表现为持续性的或间断性的阴道出血,出血量多少不一,一般出血量不多,大量出血者较少,也有表现为绝经后数年突然大量阴道出血者。

(2) 围绝经期阴道出血:表现为月经周期紊乱,经期延长或经量增多,或不规则阴道出血。大约 20% 的子宫内膜癌患者为围绝经期妇女。还有 5% 为 40 岁以下的妇女。

2. 阴道排液

约 1/3 患者有阴道排液增多,表现为浆液性或血水样分泌物,当合并有宫腔感染或积脓时,排出液可为脓性或脓血性,有时可有恶臭。

3. 疼痛

子宫内膜癌通常不引起疼痛。少数患者有下腹部疼痛,呈持续性疼痛或胀痛,可能和病变较大、突入宫腔刺激宫腔挛缩有关。在宫腔内有积液、积脓或晚期癌瘤浸润周围组织或压迫神经时疼痛较明显，表现为持续性下腹部、腰骶部及腿部疼痛。

4. 全身症状

子宫内膜癌患者一般都有肥胖、糖尿病、高血压，妇科检查早期盆腔检查多正常，晚期可有子宫增大、附件肿块、贫血、消瘦、恶病质及远处转移的体征。出现以上情况时，一定要警惕子宫内膜癌的发生。

子宫内膜癌患者妇科检查时有什么特点

医师检查子宫内膜癌患者时会发现，患病的早期，盆腔生殖器官多无明显变化，子宫正常者约占 40%，合并肌瘤或病变至晚期，则发现子宫增大。如果绝经后的妇女子宫不显萎缩反而饱满、变硬，尤其应该提高警惕。而卵巢可正常或增大或伴有女性化肿瘤的可能。妇科检查如因患者肥胖、疼痛或者缺乏合作而触诊不清，不必坚持非要查明，因诊断的依据并不在于子宫的大小。患者的子宫颈多无病变可见，只是在晚期侵犯子宫颈时，可见癌组织自宫颈口突出。宫旁有浸润系宫颈受累后所致。另外，晚期患者可于腹股沟处触及肿大变硬或融合成块的淋巴结，或有肺、肝等处转移体征。

怀疑子宫内膜癌时应该做哪些检查

怀疑有子宫内膜癌时，可以做以下检查：

（1）细胞学检查：行宫颈刮片、阴道后穹窿涂片及宫颈

专家诊治

子宫疾病

ZHUANJIA ZHENZHI ZIGONG JIBING

144

管吸出的分泌物涂片寻找癌细胞,阳性率不高,分别为50%、65%及75%。

(2) 经阴道B超检查:子宫超声检查对子宫内膜癌在宫腔大小、位置、肌层浸润程度、肿瘤是否穿破子宫浆膜或是否累及宫颈管等有一定意义,其诊断符合率达79.3%～81.82%。有人报道,对45岁以上患者进行检查,并与宫腔镜检及活检对照,超声的准确率约为87%。B超检查对患者无创伤性及放射性损害,故它是子宫内膜癌的常规检查之一。

(3) 宫腔镜检查:宫腔镜检查可以直视宫腔各壁、宫角、输卵管开口和宫颈管的解剖结构,能直接观察病灶的大小、生长部位、形态,并可取得活组织送病理检查,以此达到准确的临床分期、恰当的治疗和估计预后。在宫腔镜下取活检可避免常规诊断性刮宫的漏刮,也可发现较小的或者早期病变,它对子宫内膜癌的早期诊断优于诊断性刮宫。宫腔镜检查后是否会发生癌细胞转移尚没有定论,但要注意。同样,这样的问题存在于所有刮宫颈、刮宫、子宫造影和盆腔检查中。

(4) 计算机体层摄影(CT)和磁共振成像(MRI)检查:CT主要用于盆腔淋巴结转移的检查。MRI能明确分辨宫体、宫颈、肌层,能较准确判断有无肌层浸润。

(5) 病理组织学检查:是确诊内膜癌的依据,并可了解肿瘤细胞的分化程度。常用的方法有:子宫内膜活检、诊断性刮宫、分段诊断性刮宫。其中分段诊断性刮宫是最重要的方法,因为刮宫检查不仅要明确是否为癌,还应明确癌的生长部位。

如果将宫颈腺癌误诊为子宫内膜癌,而按一般子宫切除处理,显然不妥;若是将子宫内膜癌误作子宫颈腺癌处理,也非所宜。但镜检并不能区别子宫颈腺癌或子宫内膜癌,因此需要作分段诊断性刮宫。先用小刮匙刮取宫颈管内组织,再进入子宫腔刮取子宫两侧角及宫体前后壁组织,分别瓶装标明,送作病理检查。子宫内膜活检的准确率为87%～100%,优点在于它是组织学诊断,可以确诊。但缺点是盲目取材或取材不足,特别在绝经后患者往往取材不足。因此,目前逐渐倾向于宫腔镜观察下直接取活检。

值得提出的是按新的国际妇科学和产科学联盟(FIGO)临床分期,分段诊断性刮宫已不适用。但根据目前我国的实际情况,分段诊断性刮宫仍是不可缺少的主要确诊方法。它的确诊率高达94%～97.5%,操作简便、安全。当然,由于非直视下操作,偶尔也有遗漏病变的可能。所以刮宫阴性时不能完全排除癌的存在。

(6)血 CA125 检查:CA125 是一种高分子糖蛋白,一种膜抗原,普遍存在于胚胎体腔上皮来源的组织及这些组织发生的肿瘤中。在子宫内膜癌有宫旁转移时,血 CA125升高结合病理检查及其他辅助检查,可进行术前临床分期。

如何诊断子宫内膜癌

子宫内膜癌的诊断主要根据病史、临床检查、病理检查及辅助检查。

(1)病史:特别要注意本病的高危因素,老年、肥胖、糖尿病、是否长期服用雌激素或他莫昔芬(三苯氧胺)、绝经延迟、不育等病史,并注意询问家族肿瘤史。

(2)临床症状及体格检查:根据上述症状,进行全面的体格检查和仔细的妇科三合诊检查。

（3）辅助检查：包括细胞学检查、阴道 B 超、CT、MRI、血 CA125 检查。

（4）病理检查：最后的确诊需根据分段诊断性刮宫病理检查结果。

子宫内膜癌与功能失调性子宫出血的关系如何

更年期常发生月经紊乱，尤其子宫出血较频发者，不易与子宫内膜癌鉴别。我们必须首先做诊断性刮宫，明确性质后再进行治疗。子宫内膜癌虽然多见于绝经后妇女，但是仍可发生在生育期，甚至生育早期妇女。所以年轻妇女子宫不规则出血治疗 2～3 个月无效者，也应进行诊断性刮宫以进一步明确病因。不要延误诊断和治疗。

子宫内膜癌与老年性子宫内膜炎合并宫腔积脓的关系如何

老年性子宫内膜炎合并宫腔积脓常表现为阴道排出脓液、血性或脓血性排液，子宫多增大变软。通过 B 超检查可见宫腔扩张，通过扩张宫颈引流常见脓液流出。但是必须注意子宫积脓常与子宫颈管癌或子宫内膜癌并存，千万不要漏诊。

子宫内膜癌需要与哪些其他疾病区别

由于子宫内膜癌极早期患者可无明显症状，仅在普查或其他原因做妇科检查时偶然发现。一旦出现症状，则多表现为：子宫出血、阴道排液、疼痛等。由于其症状不是很典型,常常需要与其他疾病相鉴别。

（1）老年性阴道炎主要表现为血性白带,需与子宫内膜癌相鉴别。前者见阴道壁充血或黏膜下散在出血点,后者见阴道壁正常,排液来自宫颈管内。老年妇女还须注意两种情况并存的可能。

（2）绝经过渡期功能失调性子宫出血(简称绝经过渡期功血)主要表现为月经紊乱,如经量增多、经期延长、经间期出血或不规则出血等。妇科检查无异常发现,与子宫内膜癌的症状和体征相似,临床上难以鉴别。应先行分段刮宫,确诊后再对症处理。

（3）原发性输卵管癌主要表现为阴道排液、阴道出血和下腹疼痛。分段刮宫阴性,宫旁扪及块物,而子宫内膜癌刮宫阳性,宫旁无块物扪及。B超检查有助于鉴别。

（4）子宫黏膜下肌瘤或内膜息肉多表现为月经过多及经期延长,需与子宫内膜癌相鉴别。及时做分段刮宫、子宫镜检查及B超检查等,确诊并不困难。

（5）宫颈管癌、子宫肉瘤均表现为不规则阴道出血及排液增多。宫颈管癌病灶位于宫颈管内,宫颈管扩大形成桶状宫颈。子宫肉瘤一般多在宫腔内,以致子宫增大。分段刮宫及宫颈活检即能鉴别。

（6）老年性子宫内膜炎合并宫腔积脓常表现为阴道排液增多,呈浆液性、脓性或脓血性。子宫正常大或增大变软,扩张宫颈管及诊刮即可明确诊断。扩张宫颈管后即见脓液流出,刮出物见炎性细胞、无癌细胞。内膜癌合并宫腔积脓时,除有脓液流出外,还应刮出癌组织,病理检查即能证实。但要注意两者并存的可能。

子宫内膜癌 B 超检查得出吗

B 超是能检查出子宫内膜癌的。子宫超声检查对子宫内膜癌在宫腔大小、位置、肌层浸润程度、肿瘤是否穿破子宫浆膜或是否累及宫颈管等有一定意义,其诊断符合率达79.3%～81.82%。有报道,对 45 岁以上患者检查,并与宫腔镜检及活检对照,超声检查的准确率约为 87%。

子宫内膜癌如何治疗

子宫内膜癌的治疗以手术为主,辅以放疗、化疗和激素治疗。

1. 子宫内膜癌的治疗原则

(1) 子宫内膜癌治疗以手术、放疗等综合治疗为基本手段。

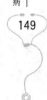

(2) 应严格遵循各种治疗方法的指征,既要避免过度治疗,也要避免治疗不足。

(3) 强调有计划的、合理的综合治疗,综合治疗不是几种治疗方法的盲目叠加。

2. 子宫内膜癌的治疗方案

根据子宫大小、宫腔深度、宫颈受累与否,宫旁组织有无浸润、肿瘤类型及分化程度,肌层受累程度以及盆腔、腹主动脉旁及腹膜后淋巴结有无受累,患者年龄、肥胖程度、有无严重合并症等来制订合理的治疗方案。

(1) 手术治疗:为首选的治疗方法,尤其对早期病例。经临床检查,病变局限于子宫、全身情况允许及无严重心血管合并症者均可考虑手术。手术的方式包括:

- 全子宫切除术及双附件切除术：Ⅰ期患者应行筋膜外全子宫切除术及双附件切除术。如病理类型为透明细胞癌、浆液性癌、鳞型细胞癌或 G3 的内膜样癌或侵犯肌层深度大于 1/2 或肿瘤大于 2 cm，均应行盆腔及腹主动脉旁淋巴结取样和（或）清扫术。

- 广泛子宫切除术及淋巴结清扫术：Ⅱ期应行广泛子宫切除术及双侧盆腔淋巴结及腹主动脉旁淋巴结清扫术。手术进入腹腔后应先留取腹腔积液。无腹腔积液者可先注入生理盐水 200 ml 冲洗腹腔，再取腹腔积液或冲洗液找癌细胞。

- 保留功能的手术：对迫切要求生育、早期、分化好的年轻子宫内膜癌患者，可予以大剂量孕激素治疗，3 个月诊断性刮宫 1 次，了解病情变化。如病情逆转可继续治疗，若病情发展或持续存在，考虑行手术治疗。

（2）放射治疗：对老年或有严重合并症不能耐受手术及Ⅲ、Ⅳ期病例不宜手术者适用。

- 单纯放射治疗：多用于禁忌手术的病例或晚期病例，主要手术禁忌证为肥胖、严重心肺功能不良，包括腔内照射及体外照射。腔内照射多用^{137}Cs、^{60}Co，体外照射用^{60}Co 或直线加速器。

- 术前照射：目的是降低手术中癌瘤扩散的危险性，缩小或根治区域性淋巴结转移，减少复发率，提高生存率。但它会影响手术分期的准确性，对有些早期患者可能治疗过度，而对晚期患者则可能治疗不够，而且对盆腔外复发无效，故目前多不主张术前放疗。

- 术后照射：可以补充手术治疗的不足，减少复发率，提高生存率，但对远处复发无效。对高危因素患者行术后放疗效果较好。

（3）化学药物治疗：晚期不能手术或治疗后复发者可

考虑化疗。还有一些特殊病理类型,如子宫内膜乳头状浆液性癌,分化差的肿瘤,孕激素受体、雌激素受体阴性患者。常用药物有顺铂、紫杉醇、多柔比星(阿霉素)、环磷酰胺、氟尿嘧啶、丝裂霉素等。

(4)激素治疗:主要用孕酮类药物及他莫昔芬,对病理分化好的子宫内膜腺癌,特别是对孕激素受体、雌激素受体阳性者反应较好。孕激素多用于晚期或复发癌患者、不能手术切除或年轻、早期、要求保留生育功能者。主要是通过直接作用于癌细胞而抑制其生长。他莫昔芬有抗雌激素作用及促使孕激素受体水平升高的作用,用药 1 年左右。也可两者同时应用。

孕激素治疗子宫内膜不典型增生应该注意什么

应用孕激素治疗子宫内膜不典型增生者应该首先明确引起子宫内膜不典型增生的原因,以免漏诊,而且要根据患者的年龄、是否有生育要求及身体状况等权衡后确定。对年龄小于 40 岁者、有生育要求的,需要排除子宫内膜癌后应用,并且在治疗期间严密随访。另外,对于重度不典型增生患者,因孕激素治疗效果差,而且恶变率高,适宜行手术治疗。

如何治疗复发的子宫内膜癌

复发癌是指子宫内膜癌患者首次治疗后子宫内肿瘤完全消失,3 个月后复发者。复发部位多发生在局部,如盆腔及阴道占 50%,远处转移占 29%,或两者均有占 21%。发生远处转移者多采用化疗加孕激素等综合治疗手段。阴道及盆腔复发者多选用放疗,辅以化疗及孕激素治疗。复发癌的手术治疗取决于复发部位、范围及首次治疗的方法。

早期子宫内膜癌的治愈率有多少

子宫内膜癌的手术治疗:已有定论,单纯手术治疗效果优于单纯放疗,其 5 年治愈率,手术治疗比放疗高出 20%。手术可明确病灶范围,正确进行临床分期,以正确决定手术范围。Ⅰ期者通常做筋膜外全子宫切除加双侧附件切除术;Ⅱ期者则作广泛性子宫切除术加双侧盆腔淋巴结清扫术;Ⅲ、Ⅳ期者,凡有手术可能则先手术,尽量切除病灶,缩小瘤体,术后辅以放疗或孕激素治疗。否则,宜先做孕激素治疗、放疗及化疗,待有手术可能时再手术,术后仍需辅以其他治疗。

子宫内膜癌晚期患者生存情况如何

早期子宫内膜癌术后复发率为 10%~15%,5 年生存率Ⅰ期患者为 81%~91%,Ⅱ期患者为 67%~77%;晚期子宫内膜癌患者虽然所占比例不高,但预后明显差于早期患者,Ⅲ期患者的 5 年生存率为 32%~60%,Ⅳ期患者仅为 5%~20%。

子宫内膜癌患者能否
保留生育功能

如果年轻患者强烈要求保留生育功能,必须符合以下条件:

(1) 年龄小于 40 岁, 40 岁以上就不考虑了。

(2) Ⅰa 期 G1, 高分化, 未侵及肌层的。

(3) 腹腔冲洗液阴性。

(4) 手术前和手术中评估没有淋巴结转移可疑的。

(5) 刮宫病理检查结果是受体阳性者。

子宫内膜癌患者大部分都合并糖尿病，能否用内分泌治疗

如果是顽固性的糖尿病, 血糖一直不稳定者不用, 因为大剂量激素治疗会影响内分泌。如果血糖稳定了, 还是可以应用内分泌治疗, 但也要慎用。

子宫内膜癌内分泌治疗药物有哪些

孕激素: 甲羟孕酮、甲地孕酮、己酸孕酮; 雌激素受体拮抗剂: 他莫昔芬 (三苯氧胺)。他莫昔芬主要用于孕激素受体阴性的患者。孕激素剂量原则上不低于 200 mg, 治疗时间上, 建议孕激素治疗 1 年以上, 不低于 12 个月。

子宫内膜癌内分泌治疗有什么不良反应

美国妇科肿瘤的研究显示: 血栓性静脉炎发生率为 5%, 肺栓塞发生率为 1%。常见的是轻度的体液潴留、消化道的反应和精神抑郁。患者发生精神病、抑郁症的话不能用药, 用药会加重其精神症状。肝功能不好要停药, 用保肝治疗。

子宫内膜癌哪些情况
需要做辅助放疗

如果符合以下几种情况,建议做手术后的辅助放疗。

(1)宫颈受侵,Ⅱb 期。

(2)淋巴结有癌转移,Ⅲc 期。

(3)盆腔内有残存病灶,Ⅲ 期以上的子宫内膜癌做了肿瘤细胞减灭术以后残存病灶。

(4)如果是早期子宫内膜癌,有以下 4 种情况也建议做辅助放疗:① 低分化;② 深肌层浸润,病灶大于 2 cm;③ 中分化伴浅肌层浸润;④ 血管淋巴间隙受侵(LVSI 阳性)。

子宫内膜癌哪些情况下
还是建议做化疗

(1)腹腔冲洗液阳性,可以考虑腹腔化疗 2 次,或者是附件受侵,就是Ⅲa 期。

(2)腹膜后淋巴结转移。

(3)盆腔有残存病灶。

(4)血管淋巴间隙受侵(LVSI)阳性。

(5)复发患者。

子宫内膜癌术后是先放疗
还是先化疗

先化疗后放疗。因为化疗是预防全身的扩散和转移,放疗是控制局部的复发。先化疗，把全身扩散转移的可能性降低下来，然后再做局部放疗。此外，如果先放疗，放疗完以后盆腔就纤维化，血管就闭合了；若再用化疗，药物就很难到达盆腔，所以要先化疗后放疗。

子宫内膜癌腹腔冲洗液阳性怎么办

一般来讲，如果腹腔冲洗液阳性，没有合并其他高危因素，任何增加手术范围或者是增加辅助治疗，并不能够使患者生存获益，对复发和生存都没好处，没有意义。那么既然是这样，那么因此单纯做腹腔冲洗液阳性的话，尽管分期是Ⅲa期，如果没有合并低分化、深肌层浸润、淋巴结转移等其他高危因素，可以做 2 次化疗，也可以不做任何特殊处理，不把它作为一个高危因素来对待。但是如果腹腔冲洗液阳性合并有其他高危因素，按其他高危因素来考虑辅助放疗或者化疗，单纯腹腔冲洗液阳性不作为一个特殊的高危因素来对待。

子宫内膜癌术后要注意些什么

（1）注意休息：子宫内膜癌术后，应适当休息，不做重体力劳动，以便使身体尽快恢复正常。与此同时，还须禁止性生活，以防生殖器官感染。

（2）保持生活规律性：即使手术做得很成功，但若手术后的生活没有规律，也会加重出血或留下后遗症。这里所说的规律性，更多的是指杜绝诸如抽烟、喝酒等坏习惯。

（3）注重外阴清洁：女性的生殖器官内外相通，一些致病微生物很容易经阴道口侵入输卵管，甚至腹腔。因此，经常保持外阴部清洁，是防止病菌感染、保证子宫不发生炎症的重要手段。

（4）注意经期卫生：每天用干净的温水清洗外阴部，同时，还要注意每天更换内裤，以保证清洁与干燥，这也是防感染的必由之路。

（5）加强饮食进补。

子宫内膜癌术后饮食
要注意哪些方面

（1）饮食宜清淡，不食羊肉、虾、蟹、鳗鱼、咸鱼、黑鱼等发物。忌食辣椒、麻椒、生葱、生蒜、白酒等刺激性食物及饮料。

（2）禁食桂圆、红枣、阿胶、蜂王浆等热性、凝血性和含激素成分的食品。

（3）多食瘦肉、鸡肉、鸡蛋、鹌鹑蛋、鲫鱼、甲鱼、白鱼、白菜、芦笋、芹菜、菠菜、黄瓜、冬瓜、香菇、豆腐、海带、紫菜、水果等。

如何预防子宫内膜癌

虽然子宫内膜癌的病因还不是完全清楚，但是某些明确的高危因素可使子宫内膜长期受到雌激素刺激，而无孕激素对抗，使内膜增生过长及不典型增生，应尽可能早期发现并予以治疗，以减少子宫内膜癌的发病率。

（1）加强防治宣传：积极做好防治宣传工作，使妇女对子宫内膜癌的症状及诱发因素有一定的了解,并定期做防癌检查。以便能早期发现、早期治疗。

(2)积极治疗子宫内膜癌的癌前病变,因子宫内膜不典型增生发展为子宫内膜癌常常是一个漫长的慢性过程,仅少数在较长时间后发展为癌。只要密切随访、积极治疗,大多数预后都很好。

(3)正确掌握使用雌激素的指征:在需要使用雌激素替代治疗的人群,应在医师的指导下正确使用,并在进行全面的体格检查、排除用药禁忌证后,在定期随访中使用雌激素替代治疗。

(4)注意高危因素,重视高危人群。

(5)早期诊断、早期治疗:早期子宫内膜癌的 5 年生存率可达 90%以上,而晚期患者预后差,Ⅳ期患者的 5 年生存率仅 5%～15%,故明确诊断后应及时给予合理的治疗,以提高生存率。

子宫内膜癌患者应该
怎样进行随访

子宫内膜癌患者完成治疗后应定期随访、定期检查,发现异常或复发者给予及时必要的治疗,以提高生存率。因为该病治疗结束后仍有 30%的患者会复发。复发的部位易发生在阴道残端、盆腔,还有远处转移,包括肺、骨等。

(1)随访时间:术后 2 年内,每 3～6 个月 1 次;术后 3～5 年,每 6 个月至 1 年 1 次。

(2)随访内容:包括盆腔三合诊检查;阴道细胞学涂片检查;X 线胸片;血 CA125;B 超;CT 及 MRI 等。

子宫肉瘤

什么是子宫肉瘤？
与子宫肌瘤是同一种疾病吗

子宫肉瘤是一种罕见的、恶性程度高的子宫恶性肿瘤。可继发于子宫平滑肌瘤。根据其组织来源可分为：子宫平滑肌肉瘤（恶性程度较其他来源低），子宫内膜间质肉瘤（恶性程度居第二位），恶性中胚叶混合瘤（恶性程度最高）。子宫肌瘤是子宫常见的良性肿瘤，所以子宫肉瘤与子宫肌瘤不是一类的。

子宫肉瘤有什么表现

得了子宫肉瘤早期症状不明显，随肿瘤不断生长浸润，可有以下表现：

（1）阴道不规则出血。

（2）腹痛。

（3）可在腹部扪及包块。

（4）有压迫症状及其他全身症状，如消瘦、低热等。

子宫肉瘤怎么治疗

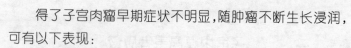

（1）手术治疗：为主要治疗手段。Ⅰ期做全子宫及双附件切除术。宫颈肉瘤、子宫肉瘤Ⅱ期应行广泛全子宫切除及盆腔淋巴结清扫，必要时行腹主动脉旁淋巴结活检。根据病情早晚，术后加用化疗及放疗。

（2）放疗：由于子宫肉瘤对放射线敏感性较低，文献报道，单独应用放疗很少有 5 年生存者。放疗对子宫内膜基质肉瘤及子宫混合性中胚层肉瘤的疗效比平滑肌肉瘤为佳。有资料表明，各种子宫肉瘤（临床 I 期）患者的手术合并放疗和单行手术治疗比较，5 年存活率由 57% 提高为74%。对转移或复发的晚期肉瘤患者，一般主张用^{60}Co 或深度 X 线作为姑息治疗，以延长生命。

（3）化疗：许多细胞毒性抗癌药对子宫肉瘤的转移与复发有一定疗效。环磷酰胺、苯丁酸氮芥（瘤可宁）、多柔比星（阿霉素）等单独应用和 VAC 方案（长春新碱、放线菌素D、环磷酰胺）联合化疗的效应率为 25%～35%（与癌细胞类型有关）。

如何预防子宫肉瘤

对于盆腔的良性病变，应避免不加选择地采用放射治疗，过多接触放射线，有可能导致肉瘤的发生。另外，由于肉瘤的早期发现与诊断较为困难，故对绝经期前后的妇女，最好每半年做 1 次盆腔检查及其他辅助检查。任何年龄的妇女，如有阴道异常分泌物或下腹不适，及时就诊。

子宫肥大症

何谓子宫肥大症

子宫肥大症是指子宫均匀增大，肌层厚度超过2.5 cm

以上,伴有不等程度子宫出血的一种疾病。不是子宫肌腺症。子宫肌腺症是子宫内膜存在于子宫肌层引起的病变、常合并子宫内膜异位症、子宫肌瘤。宫内病灶常为弥漫型,也可局限于肌层形成团块,称为子宫肌腺瘤。

子宫肥大症的致病因素有哪些

主要有以下几个致病因素:

(1)多产妇慢性子宫复旧不全:多产妇的子宫肌层内弹性纤维组织在平滑肌间及血管周围增生,致使子宫肥大。

(2)卵巢功能障碍:雌激素持续刺激,可使子宫肌层肥厚。临床上常见功能失调性子宫出血患者,尤其病程较长者,都有不同程度的子宫增大。

(3)炎症引起:慢性附件炎、盆腔结缔组织炎及子宫慢性肌炎,引起子宫肌层内胶原纤维增生,使子宫纤维化。

(4)盆腔淤血:引起子宫结缔组织增生,亦可致子宫肥大。

(5)子宫肌层血管硬化:原发性子宫血管病变等。

得了子宫肥大症会有什么后果

子宫肥大主要后果为月经量增多、经期延长、贫血、感染、盆腔痛等。

子宫肥大症一定要治疗吗

子宫肥大症主要造成月经量增多伴经期延长,可导致贫血、继发感染等。所以需要相应的止血、抗感染等对症处理。如流血过多，时间较长，难以止血，必要时需做子宫切除术。同时对正常生活也有影响，所以子宫肥大症有必要及时治疗。

子宫肥大症如何预防

由于子宫肥大症多见于多产妇，如做好计划生育，可减少该病发生。预防产后感染，产后子宫收缩不良者应及时给予子宫收缩药物。注意产后适当俯卧或膝胸卧位及产后运动，以防子宫后倒，减少盆腔淤血。积极治疗卵巢功能失调，避免雌激素的持续刺激等。

子宫脱垂

子宫脱垂是怎么回事

子宫脱垂是盆腔脏器脱垂的一种。盆腔脏器脱垂具体来说是指阴道前壁或后壁或阴道顶端失去支撑力量，使膀胱、直肠、小肠、乙状结肠和子宫突入阴道内。严重时可脱出阴道口。根据检查时患者平卧用力向下屏气时子宫下降程度，将子宫脱垂分成3度。Ⅰ度轻型：宫颈外口距处女膜缘小于4 cm，未达处女膜缘；重型：宫颈已达处女膜缘，阴道口可见子宫颈。Ⅱ度轻型：宫颈脱出阴道口，宫体仍在阴道内；重型：宫颈及部分宫体脱出阴道口。Ⅲ度：宫颈与宫体全部脱出阴道口外。

只有老年女性才会有子宫脱垂吗

不是的。虽然年龄增长是发生子宫脱垂的重要因素，但并不是只有老年女性才会有子宫脱垂。当正常盆腔脏器的支撑组织长期处于腹内压增加的状态时，就会发生盆底损伤。大多数病情严重的妇女都有多重危险因素，如阴道分娩、既往盆腔脏器脱垂手术、先天发育异常（如肌肉萎缩症、脊柱裂等）、年龄增长、低雌激素状态、高压力工作和娱乐活动、慢性疾病（如慢性阻塞性肺部疾病）、增加腹压的治疗（如腹透）等。

子宫脱垂为什么常与
尿失禁一起发生呢

子宫脱垂常与尿失禁，主要是张力性尿失禁一起发生。这是由于张力性尿失禁大部分发病原因是盆底松弛所引起。同时张力性尿失禁的高危因素与子宫脱垂的高危因素也有许多相同之处。如年龄增长，低雌激素状态，慢性疾病（如慢性阻塞性肺部疾病），经产次数（次数越多），阴道分娩，腹内压增加（如肥胖、哮喘、长期便秘、造成腹内压增加的治疗）等。由于两者在病因及高危因素上较相似，因此两者常同时出现也不足为奇。

子宫脱垂与怀孕次数有关吗

前面提到当正常盆腔脏器的支撑组织长期处于腹内压增加的状态时，就会发生盆底损伤。一方面妊娠本身可能造成盆内筋膜损伤;另一方面阴道分娩与盆腔脏器脱垂的相关性提示产科损伤可能是盆腔脏器脱垂的一个病因。有资料显示阴道分娩 1 次以上的女性其盆腔脏器脱垂发生风险增加 2 倍,而阴道分娩 4 次以上风险增加 11 倍。所以从某种意义上来说,怀孕次数的增加会增加子宫脱垂的风险。

〜 子宫脱垂与哪些因素有关 〜

(1) 易感因素:先天缺陷,获得性组织异常,种族,既往盆腔器官脱垂。

(2) 诱发因素:妊娠,生产,去神经支配,手术,子宫切除。

(3) 促进因素:高压力职业,娱乐活动,吸烟,便秘,肥胖,肺部疾病,年龄增长,身体衰弱,绝经,肌病,神经疾病。

〜 子宫脱垂一定要手术治疗吗 〜

子宫脱垂治疗目的是为了缓解症状,无论是手术治疗还是非手术治疗取决于患者整体健康情况和患者意愿,后者更为重要。子宫脱垂的治疗方法包括:

1. 非手术治疗

(1) 盆腔肌肉锻炼。

(2) 子宫托(是非手术治疗脱垂最常用的方法)。

(3) 激素替代治疗(局部用雌激素不会减轻脱垂程度,对手术修补有益)。

2. 手术治疗

(1) 子宫脱垂修补手术:① 闭合手术;② 复原手术;

③ 增补手术。

（2）经腹或经阴道子宫切除术。

～ 子宫脱垂的手术方式有哪些 ～

1. 子宫脱垂修补手术

（1）闭合手术：对于不能耐受长时间手术的身体较虚弱的患者，通过闭合修补术关闭阴道穹隆可缓解症状，且术后发病率最低，手术时间短、手术合并症少且治愈率高。

（2）复原手术：适用于盆内筋膜有不连续缺损而没有持续存在的复发危险因素的患者，这种手术可经阴道途径，与经腹修补手术相比，恢复期短。

（3）增补手术：该手术治愈率高，复发率与性交困难率低，与一些复原手术相比更易耐受。但是该手术通常会使用体外移植物，可能会造成移植物外露、排异反应。

2. 经腹或经阴道子宫切除术

子宫本身不会引起盆底损伤，很多医师认为切除子宫能最大程度校正顶端支撑缺陷，同时也能缓解症状。

做过修复手术之后，
就不会再发生子宫脱垂了吗

不是的。因为盆底损伤常伴随神经损伤，而神经损伤是不可逆的，手术仅限于修复已损伤的结缔组织。而且由于术前不可能确定所有水平上的支持组织缺陷，易导致最薄弱处的手术失败。同时"矫枉过正"的手术可能会引发新的支持组织异常。根据美国统计数据，高达 30％的行手术修补的妇女需二次手术。

滋养细胞疾病

滋养细胞疾病就是指葡萄胎吗

所谓滋养细胞疾病包括葡萄胎、侵蚀性葡萄胎、胎盘部位滋养细胞肿瘤和绒癌,所以不仅仅是葡萄胎。

哪些人容易得滋养细胞疾病

处于生育年龄最低段和最高年龄的妇女发生完全性葡萄胎的风险大。40 岁以上妇女发病风险增加 5.2 倍,小于 20 岁妇女风险增加 1.5 倍。顽固的滋养细胞疾病多见于年龄较大患者。既往有葡萄胎者再次发生葡萄胎风险增加 10~20 倍,既往有 2 次葡萄胎史再次发生的风险增加 40 倍。亚洲妇女发生风险较高。A 型血妇女最易患该病,而 O 型血的妇女发生率低。滋养细胞疾病的发生和较低社会经济地位及饮食习惯有关。

得了葡萄胎,子宫一定增长过快吗

不一定的。葡萄胎分为完全性葡萄胎和部分性葡萄胎。完全性葡萄胎约有 50% 的患者出现子宫增长过快,但仍有 33% 的患者子宫小于正常孕周。而部分性葡萄胎子宫体积通常小于孕周,只有 4% 的患者子宫过度增长。子宫大于孕周则是发生持续性葡萄胎的高危因素之一。

得了葡萄胎一定要化疗吗

不是的。葡萄胎只是滋养细胞疾病的一种。它的主要治疗方式为清宫术。持续性的滋养细胞疾病(包括侵蚀性葡萄胎、胎盘部位滋养细胞肿瘤和绒癌)主要治疗方法为化疗。有单一药物化疗,如氟尿嘧啶(5－FU)、甲氨蝶呤(MTX)等。单一药物化疗失败后补救化疗,以及联合化疗如 EMA－CO 方案更生霉素(KSM)＋甲氨蝶呤(MTX)＋依托泊苷(VP16)＋环磷酰胺(CTX)＋长春新碱(VCR)。

为什么葡萄胎清宫术后
不能立即怀孕

因为有部分葡萄胎患者可转为持续性滋养细胞疾病,因此需密切随访。在葡萄胎清宫术后随访过程中需监测人绒毛膜促性腺激素(hCG),由于怀孕也可引起 hCG 升高,与持续性滋养细胞疾病不易鉴别,故在随访过程中(6～12 个月)避孕很重要。

为什么葡萄胎清宫术后不能采取放环
这种避孕方式？ 哪种避孕方式最好

因为此时子宫仍然很软,较薄。故在随访人绒毛膜促性腺激素(hCG)未恢复正常前不能放置宫内节育器,以免造成子宫穿孔。口服避孕药、皮贴剂和注射用孕酮都是安全有效的避孕方式。而屏障避孕(如避孕套)虽然可以预防性传播疾病,但是失败率高于激素避孕,故在随访期间,不推荐使用此避孕方法。

得了持续性滋养细胞疾病
一定要切除子宫吗

对于没有生育要求的患者建议最好做化疗和子宫切除。子宫切除的指征是：① 宫内肿瘤体积较大；② 宫内感染；③ 子宫出血。

哪些人容易得持续性滋养细胞疾病

持续性滋养细胞疾病的高危因素包括：子宫增大、黄体囊肿引起卵巢增大、葡萄胎复发、子宫复旧不良、孕妇高龄、β-人绒毛膜促性腺激素(hCG)明显升高和急性肺部并发症。部分性葡萄胎发生持续性滋养细胞疾病风险低于完全性葡萄胎。

宫腔积液

宫腔积液是什么?
和宫腔积脓是一回事吗

宫腔积液绝大多数是由于炎症引起的,宫腔内的炎性分泌物不能外流或引流不畅可形成,积聚形成时间较长,可形成积脓。但宫腔积液除因炎症引起之外,还可能是因为恶性疾病引起,如输卵管癌、子宫内膜癌、子宫肉瘤都有可能。另外,子宫内膜癌、宫颈癌放疗后也有可能会有宫腔积液。

宫腔积液有什么症状

如果为炎症引起的宫腔积液,其主要症状是下腹坠痛、腰酸不适,可伴有全身症状,如发热、白细胞计数升高。慢性子宫内膜炎而逐渐形成的宫腔积脓,可以无明显症状。若为癌性宫腔积液,除去可能同时伴有的炎性宫腔积液的症状外,还会伴有如绝经后阴道异常出血、排液等表现。

宫腔积液需不需要吃药

少量宫腔积液可以随访观察。如果量较多且伴有临床表现,需明确宫腔积液性质后再行下一步治疗。可行宫腔引流术同时可行诊断性刮宫,做病理检查了解子宫内膜有无恶性病变。如为炎性,可先经验性用药,再根据药敏试验结果调节用药。如为恶性的则按照肿瘤处理原则处理。

没有性生活是否可能有宫腔积液

一般来说不会有宫腔积液。此时,需排除有无恶性病变,可借助 B 超、CT 等影像学检查。

人流术后出现宫腔积液是什么原因

人流术后出现宫腔积液,可能是积聚在宫腔的血液,也有可能是炎症引起的,因此术后应早期下床走动。可服用益母草等促进子宫收缩的药物。如为有感染可口服抗生素治疗。人流术后1个月到门诊随访,复查B超。

∽ 宫腔积液是否影响怀孕 ∽

宫腔积液会影响怀孕。如果为炎症性宫腔积液,将会影响受精卵的着床,甚至可能提示之前曾患过上生殖道感染,其远期后遗症之一为不孕。如果为恶性宫腔积液应先治疗,再考虑生育问题。

∽ 怀孕初期有宫腔积液怎么办 ∽

怀孕初期如果有宫腔积液,很有可能并不是前文所说的类型。很有可能是积血。这提示可能存在流产的风险。因此在怀孕初期出现宫腔积液需随访B超、血β-人绒毛膜促性腺激素(hCG)。如出现阴道出血需警惕流产可能,及时到医院就诊。

子宫畸形

∽ 什么是子宫畸形 ∽

子宫畸形是生殖器官畸形中最常见的一种。无论男女,在胚胎早期都有一对中肾管和副中肾管。在女性中,随着胚胎的发育,一对中肾管退化成遗迹,而一对副中肾管则继续发育。副中肾管的头部衍化为输卵管，中段向内向下斜行，在中线处与对侧合并成一个管道，衍化为子宫的底部和体部，而尾段则衍化成子宫颈和阴道上段。这是正常的子宫发育。如果女性生殖器官在胚胎期发育过程中，受某些内在或外来因素干扰而导致两侧副中肾管融合不全或未融合，以及一侧副中肾管发育正常而另一侧发育异常等均可形成子宫发育异常。

子宫畸形有哪些类型

1. 先天性无子宫及子宫发育不全

（1）先天性无子宫：两侧副中肾管向中线横行伸延而会合，如未到中线前即停止发育，则无子宫形成，常合并无阴道。

（2）始基子宫：两侧副中肾管向中线横行延伸会合后不久即停止发育。这种子宫极小，通常无宫腔。偶尔始基子宫会出现宫腔和内膜。

（3）幼稚子宫：两侧副中肾管融合形成子宫后就停止发育所致。

2. 两侧副中肾管会合受阻

（1）单角子宫：一侧副中肾管发育完好，形成一发育较好的单角子宫伴有一发育正常输卵管，而对侧副中肾管发育完全停止。单角子宫的功能可能正常。

（2）残角子宫：一侧副中肾管发育正常，另一侧副中肾管发育中下段发育缺陷，形成残角子宫。

单角子宫多数会合并残角子宫。根据单角子宫与残角子宫解剖上的关系，可以分为3类：① 实体残角子宫，与单角子宫以纤维带连接；② 残角子宫有宫腔，与单角子宫腔相通；③ 残角子宫有宫腔，但与单角子宫腔不相通。

（3）双子宫畸形：两侧副中肾管未融合，各自发育成两个子宫和宫颈。两个宫颈可分开或相连，也可为一侧宫颈发育不良、缺失，以一小通道与对侧阴道相通。可伴有阴道纵隔或斜隔。

（4）双角子宫与弓形子宫：两侧副中肾管尾端已大部会合，末端中隔已吸收，所以有一个宫颈及一个阴道，但子宫底部会合不全，导致子宫两侧各有一角突出，称双角子宫，表现为宫底向内凹陷，根据凹陷不同程度，可分为马鞍形子宫、心形子宫和弓形子宫。

（5）纵隔子宫：两侧副中肾管融合后，中隔未被吸收，将宫体分为两半，但子宫外形完全正常。纵隔子宫是子宫畸形最常见的类型。

（6）医源性先天性子宫异常：如己烯雌酚所致的子宫发育异常。

子宫畸形有哪些表现

不同类型的子宫畸形有不同的临床表现。有些子宫畸形患者可无任何自觉症状，以致终身不被发现，或者体检时偶被发现。有些可以因为生殖系统受到不同程度的影响，出现症状时才被发现。

（1）月经异常：先天性无子宫和实体性的始基子宫没有月经。幼稚型子宫可以无月经，也可有月经稀少，或初潮延迟，伴痛经。双子宫和双角子宫常可出现经量增多或经期延长等。

（2）痛经：具有宫腔和内膜的始基子宫若宫腔闭锁或无阴道者，可因经血倒流引起痛经。残角子宫若具有内膜功能，但其宫腔与单角宫腔不通者，也常因经血倒流或宫腔积血而出现痛经。另外,由于宫血的倒流,也可引起子宫内膜异位症。

✑ 子宫畸形对妊娠有什么影响 ✑

先天性无子宫、始基子宫、幼稚型子宫等子宫发育不良,常为不孕的主要原因。畸形子宫因宫腔狭小,胎儿在宫腔活动受限,易发生胎位异常,致使难产率和剖宫产率均增加,也使胎膜早破和早产的发生率增加。此外,畸形子宫的肌层多发育不良,宫腔容受性降低,使早产和新生儿窒息发生率增高,偶可发生子宫破裂。子宫肌层发育不良同时会引起不协调性子宫收缩,从而导致宫缩乏力和产后大出血等并发症,威胁母儿安全。因此,妊娠合并子宫畸形成为妊娠高危因素之一,易导致不良围生结局的发生。

✑ 怎么诊断子宫畸形 ✑

多年以来,子宫畸形的诊断主要靠影像学检查,如子宫输卵管造影术(HSC)、超声检查和磁共振(MRI)等。但由于子宫畸形包括子宫腔和子宫形态结构的发育异常,上述检查方法均有局限性。近年来随着内镜技术在临床的广泛应用,其在诊断子宫畸形方面的诊断价值渐受重视。利用宫腔镜联合腹腔镜检查,在直接观察子宫腔的同时,可对子宫外结构和轮廓特征进行同步检查,是诊断子宫畸形的"金标准"。

✑ 子宫畸形怎么治疗 ✑

子宫发育异常,如不引起临床症状,可不必处理。如因子宫发育不良引起闭经、痛经、不孕或习惯性流产,可试用内分泌治疗。凡经药物治疗后仍不能解除患者痛苦者,可考虑手术。如因子宫畸形引起流产、早产,可按不同畸形情况分别采取相应手术。子宫畸形经手术治疗后,应注意避免流产;若妊娠后,应密切观察,防止子宫破裂。

功能失调性子宫出血

什么是功能失调性子宫出血

所谓功能失调性子宫出血(简称功血)是指没有明确的器质性病变的异常子宫出血,是一种排他性的诊断,需排除凝血功能异常、子宫肌瘤、子宫内膜病变、怀孕等。

出现功能失调性子宫出血该怎么办

如果诊断为功能失调性子宫出血(功血),治疗措施包括药物治疗和手术治疗。

1. 药物治疗

(1)激素类药物:① 黄体酮;② 雌孕激素复合制剂(包括口服避孕药);③ 雄激素;④ 促性腺激素释放激素激动剂(作为二线用药,如使用时间过长需反向添加雌孕激素)。

(2)非甾体类消炎药:如芬必得。

(3)抗纤溶药物:可以理解为一种止血药。

2. 手术治疗

(1)诊断性刮宫:可以作为异常子宫出血治疗的第一

步，但作为维持治疗意义不大。

（2）子宫内膜剥除术：这项技术主要用于无宫内病变的异常子宫出血患者。

（3）子宫切除术：主要用于已完成生育要求、严重月经过多且药物治疗无效的患者。

功能失调性子宫出血会导致不孕吗

功能失调性子宫出血（功血）并不是导致不孕的原因。而不孕的原因有可能表现为功血。功血的主要原因是无排卵，无排卵自然是不可能怀孕了。而有排卵型的功血常伴随黄体功能不健全，所以要怀孕也不容易。

功能失调性子宫出血大概要持续多久

每个人的表现不同。正常月经出血是周期性阴道出血，每28天（±7天）1次，每次持续4～7天，大多数女性每次失血量少于60 ml，如每次失血超过60 ml可能导致铁缺乏和贫血。所以出现月经周期及经量异常，排除其他器质性疾病后需考虑功能失调性子宫出血（功血）。

功能失调性子宫出血和
多囊卵巢综合征有什么关系

功能失调性子宫出血（功血）有个原因就是无排卵。无排卵与多囊卵巢综合征有关。同时多囊卵巢综合征还可以引起子宫内膜增生，可导致突破性内膜剥脱，引起经量增多、不规则阴道出血等表现。

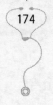

已经服药治疗功能失调性子宫出血，婚后未育怎么办

止血后应测基础体温，择期查血清性激素水平。有生育要求的需根据病因选择促排卵药物，常用的为枸橼酸氯米芬。若是因为催乳素高血症所引起的无排卵，还需做头颅 MRI 了解有无垂体肿瘤，可服用溴隐亭降低血清催乳素，必要时需做手术切除颅内肿瘤。

挂号费丛书·升级版
总 书 目

37. 专家诊治口腔疾病	（口 腔 科）	54. 专家诊治子宫疾病	（妇 科）
38. 专家诊治肾脏疾病	（肾 内 科）	55. 专家诊治妇科肿瘤	（妇 科）
39. 专家诊治肾衰竭尿毒症	（肾 内 科）	56. 专家诊治女性生殖道炎症	（妇 科）
40. 专家诊治贫血	（血 液 科）	57. 专家诊治月经失调	（妇 科）
41. 专家诊治类风湿关节炎	（风 湿 科）	58. 专家诊治男科疾病	（男 科）
42. 专家诊治乙型肝炎	（传 染 科）	59. 专家诊治中耳炎	（耳鼻喉科）
43. 专家诊治下肢血管病	（外 科）	60. 专家诊治耳鸣耳聋	（耳鼻喉科）
44. 专家诊治痔疮	（外 科）	61. 专家诊治眩晕症	（耳鼻喉科）
45. 专家诊治尿石症	（泌尿外科）	62. 专家诊治白内障	（眼 科）
46. 专家诊治前列腺疾病	（泌尿外科）	63. 专家诊治青光眼	（眼 科）
47. 专家诊治乳腺疾病	（乳腺外科）	64. 专家诊治皮肤病	（皮 肤 科）
48. 专家诊治骨质疏松症	（骨 科）	65. 专家诊治皮肤癣与牛皮癣	（皮 肤 科）
49. 专家诊治颈肩腰腿痛	（骨 科）	66. 专家诊治"青春痘"	（皮 肤 科）
50. 专家诊治颈椎病	（骨 科）	67. 专家诊治性病	（皮 肤 科）
51. 专家诊治腰椎间盘突出症	（骨 科）	68. 专家诊治抑郁症	（心 理 科）
52. 专家诊治肩周炎	（骨 科）	69. 专家解读化验报告	（检 验 科）
53. 专家诊治子宫肌瘤	（妇 科）	70. 专家指导合理用药	（药 剂 科）